生男生女
可以
自己决定吗

〔日〕杉山四郎 ◎ 著
主妇之友 ◎ 译

天津出版传媒集团

天津科技翻译出版有限公司

著作权合同登记号:图字:02-98-74

图书在版编目(CIP)数据

生男生女可以自己决定吗/(日)杉山四郎著;主妇之友译.
—2版.—天津:天津科技翻译出版有限公司,2007.1(2024.4重印)
(求子必读孕育系列)
ISBN 978-7-5433-2131-1

Ⅰ.生… Ⅱ.①杉… ②主… Ⅲ.①优生优育—基本知识 ②性别
决定—基本知识 Ⅳ.R169.1

中国版本图书馆 CIP 数据核字(2006)第132004号

生男生女可以自己决定吗
SHENGNAN SHENGNÜ KEYI ZIJI JUEDING MA

出　　　版:天津科技翻译出版有限公司
出 版 人:刘子媛
地　　　址:天津市南开区白堤路244号
邮政编码:300192
电　　　话:(022)87894896
传　　　真:(022)87893237
网　　　址:www.tsttpc.com
印　　　刷:山东临沂新华印刷物流集团有限责任公司
发　　　行:全国新华书店
版本记录:710mm×1000mm　16开本　10印张　120千字
　　　　　2007年1月第2版　2024年4月第22次印刷
定　　　价:48.00元

(如发现印装问题,可与出版社调换)

婴儿的性别可以选择

在自然的夫妻性生活当中，也能够选择婴儿的性别。使你减少很多往返于医院的麻烦与负担。

有的人想要男孩，有的人想要女孩，本书可助你实现愿望

对于生男生女不必迷惘，日本第一位研究生男生女的杉山四郎医师为各位解决难题。此方法的成功率高达80%！

前

言

美国前总统里根对生男生女曾做出如下评论：

"许多美国家庭都希望拥有两种性别的孩子。

"当然，家中有两种性别孩子的父母，就不会考虑这个问题，但其他家庭的父母可能就会感到苦恼。在进步的医学——生殖生理学的领域中——如果我们能享受这种恩惠，当然就能毫无保留地接受。"

某篇杂志的这个报道，令我非常感动。

有一天，某位新闻记者为了搜集生男生女的资料而前来拜访。不过，在此之前他曾去厚生省问道："我要到杉山医院去询问有关生男生女的问题，厚生省对此有何看法？"

官员的回答是："哦，生男生女呀，完全没有问题。"

目前，日本生育率降低，这种"低空飞行"的现象如果再持续数十年，就会造成严重的问题。一些年轻的母亲认为："我有两个男孩，希望生第三个孩子，但又害怕再生男孩而不敢怀孕。"

希望再生一个可爱的女儿，给家庭带来欢乐，过着幸福的生活，这也是人之常情。

日本妇产科学会提出禁止使用帕克尔液将精子分为男孩的精子与女孩的精子，这对于治疗不孕而言绝对毫无帮助。

真正的人工授精或体外受精技术，要利用帕克尔液洗精子，用离心分离器浓缩精子，否则无法奏效。

不论前往哪所医院，平常所进行的帕克尔技术，如果不能与"生男生女法"相结合，根本就无法达到目的。

不能只看眼前，而不考虑大局。我们必须睁大眼睛，看看这个世界上还有很多家庭怀揣着无尽的希望。很多父母都渴望听到孩子顽皮的笑声。

总之，本书的编写目的就是希望借着夫妻间自然的性生活而达成"能够在家庭中进行的生男生女法"。在为各位介绍目前最新、最好的方法的同时，也为各位叙述在考虑生男生女时的想法与心态，我认为绝对不能只考虑自己的方便而来决定生男生女。

最后，要特别感谢在忙碌中抽空为本书进行审校等工作的杉山医院副院长——北岛米夫博士。

如果有更多的人因为阅读本书而得到幸福，我实感幸甚。

性别事前选择法（SS）研究会会长

杉山四郎

目录

第二章

能在家中
进行的
生男生女法

给你从备孕
到产后的全方位呵护

备孕攻略
科学指导，备孕不难

营养推荐
吃对三餐，母婴健康

孕期瑜伽
强身健体，舒缓情绪

孕期百科
宝宝发育好，妈妈反应少

分娩知识
了解各产程，生娃不焦虑

产后恢复
运动指导，加速恢复

微信扫码
领取"好孕宝典"

第
一
章

婴儿的性别
可以选择

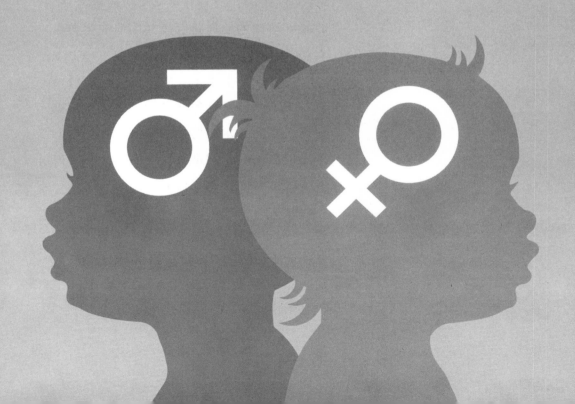

我和生男生女之祖谢特尔兹博士的相遇

1978 年 11 月 3 日，我从纽约启程前往波士顿，搭乘 12 人座的轻型飞机，到达美国佛蒙特州人口仅仅 20 000 人的小镇雷巴隆。我和摄影师及翻译 3 人一同前往，来到此地是为了拜访世界著名的生殖生理学家，就是称为生男生女法之祖的朗德姆·B.谢特尔兹博士，请求他的帮助，希望能够得到更正确的教导。

翌年，我在英国请教尝试制出阴道内酸性度调节胶的人约翰·普拉德博士。

当时，我着手研究生男生女法已有两三年的时间。生男生女法在医学界称为性别事前选择法（Sex Preselection 或 Sex Selection），取其开头字母，简称为 SS。我呼吁全国的妇产科医生共同研究生男生女法，因此创设了"SS 研究会"。

我有志于生男生女法的研究，持续阅读相关文献，看到的文献中一定会出现朗德姆·B.谢特尔兹博士的名字。每当看到博士的名字时，我都有要一睹博士真容并直接接受他的指导的冲动。

对于前来拜访的我，博士笑容可掬地说："你是我见到的第一位为了生男生女的事而前来请教的日本医生。"并拍了拍我的肩膀。

当时的感动，我至今都难以忘怀。

从古至今
确实的
生男生女法

即使不探讨人类的起源，从古至今，刚出生的婴儿是男是女，也是产妇与家人最关心的事情。初为人母者或已经拥有子女的人，在知道自己怀孕后，首先想到的就是生男生女的事情。

昔日，在孩子呱呱坠地之前根本不知道婴儿的性别，但现今借助超声这种特殊的检查技术，在怀孕4个月时就可以知道胎儿的性别了，因为到了这个时期，男女的性器官已经形成，可借助外形进行判断。

在我的医院，14周，也就是怀孕4个半月时，就可以判定胎儿的性别。有的妇产科医生认为到怀孕8个月为止，都不要告诉孕妇其胎儿的性别，但我仍旧会依对方的希望而告知。

到怀孕8个月为止都不要告知孕妇胎儿的性别，是因为担心如果不是她们所希望的性别，就会轻易地做堕胎手术。但我认为这不是理由。已经怀孕4个月，不可能因为是自己不喜欢的性别而堕胎！

我相信我的患者。

但以前不知道肚子里胎儿的性别，在世界各地，对于即将出生的孩子的性别，有很多迷信与传说。经调查得知，仅日本的传说就有800种，其他国家文献中的传说、风俗习惯、祈祷、占卜等，有3000种以上。

这些迷信或传说几乎都欠缺科学根据，在现代社会，可能会对此一笑置之。不过，因为种类繁多，意味着从古至今，每个人对于"生男生女"都有着强烈的憧憬与执着。

以前对于恳求我"我希望生个男孩能传宗接代"的患者，我会回答："不！还是交给老天爷来决定吧！"不过，老实说，当时我不具备生男生女的知识，而只能做善意的欺骗。

但整理病历之后，我发现有的人会生下5个以上相同性别的孩子，结果丈夫和婆婆会要求妻子继续生，直到生出不同性别的孩子为止。此外，在我的医院就有10个以上的女性因为只生女孩而遭到冷落。

"的确有很多人为此而苦恼。"

也就是在这个时候，我下定决心，要踏入研究生男生女法这个我所未知的领域中。

从古至今，刚出生的婴儿是男是女，

也是产妇与家人最关心的事情。

胎儿的性别
取决于受精的
瞬间

生下来的婴儿到底是男是女，这是由什么决定的？

对此，稍后会为各位详细说明，总之，性别是在受孕的当时决定的。正确地说，性别是由卵子在受精时性染色体的组合决定的。男性的精子具有决定性别的性染色体。

精子，包括具有X染色体的X精子和具有Y染色体的Y精子。卵子与X精子结合就会生下女孩，与Y精子结合就会生下男孩。

谢特尔兹博士发现了这两种精子的不同，建立了"生男生女"的基本理论，是伟大的先驱者。我现在所实践的生男生女法，在理论上，70%是基于谢特尔兹博士的学说。

我最初拜访谢特尔兹博士时，博士热心地带我观察显微镜，同时也指导我如何鉴别X精子与Y精子，时间长达4小时！

博士详细地讲解国内外与生男生女相关的文献，对我提出的各种问题，也认真地进行了解答。

后来，我和博士的交情日益深厚，直到现在也经常互通信息，博士到日本时也会来医院或家中探望我。

关于"生男生女"的问题，他是第一位以科学的方法进行分析的人。谢特尔兹博士偶尔用肉眼观察X精子与Y精子，发现两者之间有明显不同。精子有两种，以前只知道这个理论的存在，而谢特尔兹博士是第一位确认不同精子之人。

生男生女法的基本理论是：想要男孩时，让Y精子与卵子结合；想要女孩时，让X精子与卵子结合。

但要证明这个理论很困难，相信各位都能想象得到。

长时间以来，很多研究者都进行不断的努力，但遗憾的是，至今仍然无法达到90%的成功率。

总之，性的世界充满谜团。

精子，包括具有X染色体的X精子和

具有Y染色体的Y精子。

卵子与X精子结合就会生下女孩，

与Y精子结合就会生下男孩。

受孕的过程
——卵子与
精子的相遇

为什么说可以利用科学的方法来决定生男生女呢？在叙述具体方法之前，先要证明一下为何会形成男孩与女孩、在何处决定性别，以及受孕的过程。

其实受孕的瞬间，孩子的性别就决定了，因此，不要对此感到不安或怀疑，要拥有向生男生女挑战的信心。

大家都知道，健康的成年男女性交后，男性的精子与女性的卵子相遇、受精，形成受精卵，再经输卵管输送到子宫腔，即是受孕的过程。

精子是在男性的睾丸内部制造出来的，其受雄激素的作用逐渐成熟，再通过性交射入女性的阴道内。

一次性交射出的精子数有数亿之多，其中到底哪一个精子会与卵子结合，可以说具有偶然的因素。而这时与卵子结合的精子，就能决定生下婴儿的性别。

卵子在女性的卵巢内受到雌激素的作用，大约2周内会成熟为可以受精的状态。一般而言，28天会有一次只有一个卵子从卵巢释出，这就是所谓的排卵。具体而言就是卵子突破卵巢表面的薄皮而朝外飞出的现象。就卵子而言，1个月只有一次受精的机会。

排出的卵子借着输卵管伞（输卵管前端像海葵状的部分）而被吸入输卵管中，

再通过覆盖在输卵管表面无数纤毛（像细毛状的突起）的运动被送入子宫内。卵子本身并没有运动的能力。

此外，通过性交射入阴道内的精液中的精子，靠自己的力量运动（泳动）。不过，一般而言，阴道内的酸性较强，难以抵挡酸性的精子拼命地想要寻求中性或碱性的环境，而到达相当于子宫入口的子宫颈管。一部分精子上游到宫颈黏液中，从子宫腔朝着输卵管的方向前进。

精子通过子宫颈管的过程仅限于排卵之前到排卵期的 12～72 小时内。在排卵期之前，宫颈黏液量激增，只有在这个时期宫颈黏液才会呈现中性或弱碱性，黏性较小，因此精子容易通过。

精子进入子宫内深处，通过输卵管的入口进入输卵管，遇到卵子，与其结合。事实上，卵子与精子相遇、受精的地点应该在输卵管正中央的部分，也就是输卵管膨大部，在到达这个部位为止，卵子要用数小时，精子则要用数小时到几十小时。

此外，卵子的寿命具有个体差异，有的是一天，较长者为 2～3 天，而精子的生存期为 2～3 天。因此，如果要在较好的时机受精，只要让精子比卵子更早到达预定的地点即可。

换句话说，想要怀孕的话，可以通过测量基础体温等事先推算排卵日，在快要排卵之前进行性交即可。

受孕的瞬间，孩子的性别就决定了，
因此，不要对此感到不安或怀疑，
要拥有向生男生女挑战的信心。

生命的开始是
直径约0.2mm的
受精卵

在数亿个精子当中只有极少数能平安地到达输卵管膨大部，大约是100个，这些精子多半属于幸运的精子。但即使遇到卵子，精子也不可能轻易地与其结合。

输卵管中的卵子被许多小的细胞覆盖，这些细胞是由胶状物质构成的，因此，靠单个精子的力量很难突破。

与卵子接触的精子，使用头部的化学物质一点一点地溶解覆盖卵子的细胞。当卵子表面的一部分物质被溶蚀时，正在此处的幸运精子就能朝卵子的内部前进，借此才能与卵子结合。

头部钻入卵子的精子，尾部消失，同时卵子的表面形成保护膜，阻挡其他精子的进入。

这就是卵子与精子的结合，称为受精。结合后的卵子与精子就称为受精卵。这个直径约0.2mm的受精卵形成的瞬间，就是新生命的开始。

受精卵具有精子与卵子的基因，婴儿的性别，以及身材的高矮、皮肤的颜色、直发或卷发、单眼皮或双眼皮等从父母那儿遗传的特征，全都输入基因中。

用特殊的显微镜观察受精卵，其犹如飘浮在太阳系的蓝色地球一般，每12～15小时进行细胞分裂，1变为2、2变为4……不断地增加，借着输卵管本身的蠕动，以

排卵与受精的过程

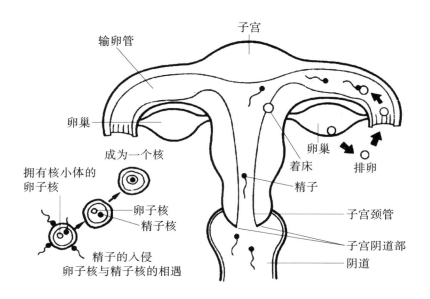

及输卵管内部的纤毛运动，慢慢地被送到子宫内。

受精后至到达子宫腔的时间通常为1周左右，作为一个细胞的受精卵，在这段时间会进化为大约有200个囊胚的细胞群。

子宫内膜在排卵前借着促卵泡激素的作用逐渐增厚，排卵后，黄体分泌的孕酮为迎接受精卵做好准备。

一边成长一边朝子宫内移动的受精卵，自己分泌化学物质，溶解子宫内膜的表面，钻入内部并固定下来。而后受精卵牢牢地在子宫内膜的表面

受精卵的着床

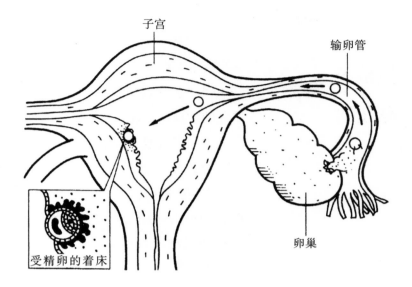

扎根，成为母子最后的结合，这就是所谓的着床。

受孕，严格说起来就是受精卵着床的现象。换句话说，即使受精，如果未着床，则受孕也不成立。

受精卵具有精子与卵子的基因，

婴儿的性别，以及身材的高矮、皮肤的颜色、

直发或卷发、单眼皮或双眼皮等从父母那儿遗传的特征，

全都输入基因中。

男性的精子
决定婴儿的
性别

婴儿的性别，以往认为是由女性体质决定的。

基于这个偏见，如果无法生下男孩继承家业，女性就会受到歧视。

但是，现代科技水平已经证明，出生婴儿的性别与女性的卵子完全无关。

决定婴儿性别的因素，长久以来都被大家所误解，因此产生很多偏见与迷信。大约在100年前，人们逐渐了解了其原理，但尚未想出选择出生婴儿性别的方法。大概在20世纪七八十年代才开始想到"生男生女法"。

前面简单地提及了决定婴儿性别并不在于卵子，而在于精子。精子的头部有23对染色体，其中1对是决定出生婴儿性别的性染色体。

结论就是，生男孩还是女孩，并不是由女性决定的，而是取决于男性。

精子的头部有23对染色体，
其中1对是决定出生婴儿性别的性染色体。

染色体的
作用是
生物学遗传

在此我想稍微详细介绍一下染色体。

人体是由无数细胞构成的，而所有细胞的中心都有称为细胞核的部分，在此部分存在着染色体。这只有显微镜才能观察到，在细胞核中有好像小的线一般的物质，能利用特别的色素染色，因此称为染色体。

染色体的作用，可以说就是父母传子女的生物学遗传作用。所谓遗传，大致而言就是父母的体格、体质、性格等传给子女的意思。负责传递作用的基因就在染色体上。

染色体不是人类所特有的，包括动物和植物在内，凡是栖息在地球上的生物全都具有染色体。总的来说，人像人、马像马、鸡像鸡……同种生物能够持续生存下去，就是拜染色体所赐。

生物本身的形状、大小都由已经决定好排列次序的染色体的数目正确地由父母传给子女，即染色体负责这种生物的存续。

染色体的作用是遗传，因此肤色、眼睛的颜色、发色、血型、体格、体质等都受染色体的影响。在此，我们讨论的问题就是决定孩子性别的染色体，即生男孩或女孩，可以说是由染色体决定的一种遗传作用，这种与性别有关的染色体称为性染色体。

相信各位都已经知道，与卵子结合的精子的性染色体的不同，决定了生下孩子的性别的不同。

22对常染色体与
1对性染色体

1879年，德国生物学家弗莱明首次用显微镜观察到了人类的染色体。关于人类染色体的数目，后来由世界诸多学者加以研究。经过70多年，直到1956年召开国际染色体会议，才确定人类染色体数目为46条。

在46条染色体中，44条（22对）是男女都具有的，它们形状与大小相同，这些也是构成人体的染色体，因此称为体染色体或常染色体。

剩下的第23对染色体是决定性别的染色体，称为性染色体。女性具有大小、形状相同的2条性染色体，称为X染色体，它们合成1对。而男性有1条X染色体，以及另一条大小和形状都不同的Y染色体，它们合成1对。这个组合的不同，就决定了生男或生女。

形成人体的多数细胞中，除了男性的精子与女性的卵子以外，全都称为体细胞，卵子与精子称为性细胞。

卵子和精子各自含有人类体细胞中所含有的染色体。卵子中所含的性染色体是大小、形状全都相同的2条性染色体。

而精子中所含的性染色体是不同的2条，2条性染色体中较大的称为X染色体，较小的称为Y染色体。

随着研究的逐步深入，现今已经了解到，只有X染色体的精子与卵子结合才会

染色体与性别

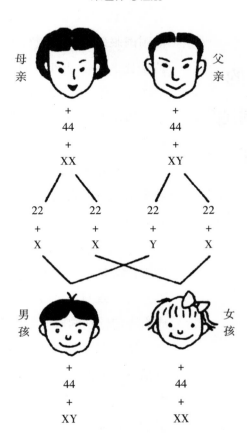

生下女孩，而具有Y染色体的精子与卵子结合会生下男孩。

一次射精的精子数为2亿以上（以往学说认为是3亿～4亿，近些年因为压力等的影响而减少），精子大致分为带有会成为女性的性染色体的精子及带有会成为男性的性染色体的精子，前者称为X精子，后者称为Y精子。

"制造"女孩的 X 精子与"制造" 男孩的 Y 精子

理论上精子有 X 精子与 Y 精子，但实际上人类长期以来却无法用肉眼来确认。最初用肉眼确认的是谢特尔兹博士，他发现 Y 精子比 X 精子更小，认为其差距就在于精子头部的大小，因此使用位相差显微镜，采取百名以上男性的精液，持续观察活的精子。

1961 年 5 月，谢特尔兹博士首次在英国学术杂志上发表其研究成果，这项研究结果立刻引起了强烈反响。不久，谢特尔兹博士的论文就大篇幅地刊载在《纽约时报》上，这篇论文就是《发现拥有两种形态的人类精子——发现具有完全不同形态的两种精子，成为决定性别的研究新线索》。

谢特尔兹博士 1981 年前往日本，在我与前面所述的约翰·普拉德博士（生男生女用阴道胶的开发者）的座谈会中，诉说了发现两种不同种类精子时的感动，也就是蝌蚪形状精子的头部，一个较尖且小，另一个为长圆形且较大。

谢特尔兹博士认为，这个头部"尖且小"的精子是 Y 精子，能够"制造"男孩，而"长圆形且较大"的为 X 精子，能够"制造"女孩。

但是，谢特尔兹博士所发现的精子头部形状不同的学说，根据后来的研究而做了大幅的修正，现在则认为"精子只有 X

精子与 Y 精子两种，但形状各有不同"。

随着时代的发展，显微镜的功能与性能已经实现了飞跃性的进步，我们逐渐明白很多用位相差显微镜无法了解的事实。随着具有 3 万～10 万倍神奇倍率的电子显微镜的出现，我们也了解到精子的头部是不能用博士所说的"尖且小"是 Y 精子或"长圆形且较大"是 X 精子这种方式来简单地进行分类。

不过，谢特尔兹博士的权威是毋庸置疑的，稍后为各位说明的关于 X 精子与 Y 精子的科学性质，到目前为止仍然是运用谢特尔兹博士所建立的理论，这个理论堪称现在"生男生女法"的基础。

谢特尔兹博士认为，这个头部"尖且小"的精子
是 Y 精子，能够"制造"男孩，
而"长圆形且较大"的为 X 精子，能够"制造"女孩。

耐酸的
X精子和
耐碱的
Y精子

谢特尔兹博士的研究不止于此。

关于谢特尔兹博士所发现的两种精子，后来有许多学者进行了新的研究，包括谢特尔兹博士自己在内。随着精子研究的进步，他们发现在射精的精子中，Y精子比X精子多2倍。

为何Y精子较多呢？

事实上，关于出生婴儿性别的比率，据统计，男孩105人，女孩100人，大致保持平衡。男孩稍多，但不论在哪个时代，寿命都是女性较长，因此，生存男女的实际数目能够借此而保持平衡。

在射精的瞬间，"制造"男孩的Y精子比"制造"女孩的X精子多出近2倍，但诞生婴儿的男女比率并没有很大差距。也就是说，精子与卵子结合之前，Y精子可能基于某些原因而脱落了。

因此，谢特尔兹博士分别采取阴道和子宫颈管的分泌液，放入毛细管的入口，再滴入少量的精液，以实验的方式观察X精子与Y精子，发现了很多新的事实。

1. 放入阴道的分泌液时，X精子比Y精子更为"长寿"，这时毛细管内呈酸性。

2. 放入子宫颈管的分泌液时，Y精子的活动比X精子旺盛，这时毛细管内呈碱性。

3. 排卵前的女性，阴道分泌液为酸性，X精子比Y精子"长寿"。接近排卵日时，子宫颈管会产生pH值为7.7～7.8的碱性黏液，这时Y精子活动旺盛，比X精子更为"长寿"。

根据以上实验，谢特尔兹博士得出如下结论：

1．X精子和Y精子在酸性黏液中的活动都很迟钝，尤其Y精子更为衰弱。

2．在碱性黏液中，X精子和Y精子的活动都很旺盛，但Y精子的活动更为敏捷。

也就是说，"制造"女孩的X精子耐酸，而"制造"男孩的Y精子耐碱，这就是"生男生女"的重大启示。

通过性交，精子直接射入阴道内部，因为阴道是直接与外界接触的器官，为了防止外部的杂菌侵入，它常常充满着强酸性黏液。强酸性黏液在阴道中抑制X精子的活动，而Y精子的活动却更受抑制。所以在酸性黏液中受到强力抑制的Y精子的数目会比X精子更多，借此才能使与卵子结合的机会均等。这就是谢特尔兹博士的见解。

这的确是合乎自然的道理。家中有男孩及女孩的母亲经常会说："男孩比女孩更弱，时不时就发热、腹泻。"事实上，从平均寿命的角度来看，女性的平均寿命要比男性更长一些。

男性比女性强，这是一部分人已默认的情况，而实际上，在精子的阶段女性比男性强。

"制造"女孩的X精子耐酸，

而"制造"男孩的Y精子耐碱，

这就是"生男生女"的重大启示。

阴道内对X精子有利，而子宫颈管、子宫内对Y精子有利

在酸性的阴道内，X精子比Y精子更耐酸，因此比较有利；但在碱性的环境中，则完全相反，Y精子比较强。

一般而言，基本上精子喜欢碱性。在碱性的环境中，X精子与Y精子的活动都很旺盛，但相比较而言，Y精子则更为活泼。

通常，阴道内部呈酸性，阴道深处的子宫颈管及子宫内部却呈碱性。接近排卵日时，子宫颈管会分泌出强碱性黏液，碱性增强。

这是因为精子基本上都喜欢碱性。为了尽可能提升受精机会，创造一个X精子或Y精子都能够自由活动的环境，而产生了这种自然的作用。比较耐酸的X精子，在碱性较强的液体中的活跃性要强于在酸性的液体中。

在酸性的阴道内，Y精子大都会脱落，不过在接下来的碱性的子宫颈管及子宫内，Y精子则比X精子更有利。

平安通过酸性的阴道而到达碱性子宫内的精子中，X精子与Y精子的比例到底如何，目前不得而知，但如果数目相同，则在碱性的环境中活动旺盛的Y精子与卵子结合的机会应该比X精子更大！

包括死产在内，基于各种理由而无法顺利生产的例子中，统计的受孕数中女孩为90～100，男孩为110～170，也就是事实

上能够与卵子结合的机会Y精子比X精子更多。谢特尔兹博士发现了X精子与Y精子这种不同的性质，这奠定了生男生女法的理论基础。

在酸性的阴道内，X精子比Y精子更耐酸，
因此比较有利；但在碱性的环境中，
则完全相反，Y精子比较强。

微信扫码

· 备孕攻略
· 营养推荐
· 孕期瑜伽
· 孕期百科

只要选择性交的时机，就能达成生男生女的目的

前面提及，精子包括"制造"男孩的Y精子与"制造"女孩的X精子两种。X精子比Y精子更耐酸，在碱性的环境中，Y精子能更加旺盛地活动。

谢特尔兹博士所创立的生男生女理论，就是利用精子不同的性质及阴道内的酸碱度而建立起来的。他认为，如果想要生女孩，要让X精子早点到达卵子处；而想要生男孩，则要让Y精子早点到达卵子处，创造一个能够受精的环境即可。

但需要注意的是，女性的生殖器官，尤其是阴道内的pH值（酸碱度），根据之前的说明相信大家都已经知道了，阴道中pH值最高的时候就是排卵日当天，这时子宫颈管会分泌强碱性黏液。

考虑X精子、Y精子各自的性质与寿命，选择性交日，向生男生女挑战，这的确是可以办到的。事实上，谢特尔兹博士也做了如下推论：

1. 排卵日当天或刚过后性交较容易生男孩。

2. 排卵日的2~3天前进行性交较容易生女孩。

排卵日的2~3天前，子宫颈管还没有分泌碱性黏液，因此能够保持阴道中的酸性。在酸性的状态下，X精子的持久力较Y精子强，因此，到达输卵管的X精子应该

女性的生殖器官

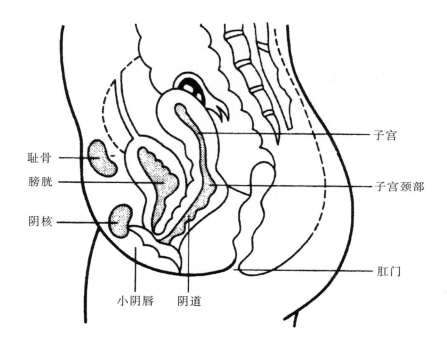

比较多。

当然，到底 X 精子或 Y 精子哪个会与卵子结合，并不是仅靠这一点来决定的，虽然没有这么简单，但却是生男生女的一大关键。

此外，在 X 精子与 Y 精子的不同性质中，也包括寿命之差。X 精子与 Y 精子相比，动作比较缓慢，到达子宫口的时间较长，但寿命也比较长，为 2～3 天。

而 Y 精子虽然比 X 精子活跃，可寿命只有 1 天。因此，如果想要生男孩，就要在排卵日当天性交，这一点非常合理。排出的卵子一般有 1～3 天的寿命，想要生女孩的话，可在排卵日的 2~3 天前性交，在排卵时 Y 精子的寿命已经结束，而 X 精子就容易受精了。

高潮时阴道内呈碱性吗

据说女性会因性交而兴奋，进而产生强烈快感而达到高潮，此时子宫颈管会分泌强碱性黏液，使酸性的阴道内呈碱性。但是，女性阴道内的酸碱度具有很大的个体差异，不见得会因为高潮而变为碱性。一位美国学者报道，阴道中酸性较强，即使感受到高潮，阴道内也不会变为碱性。

这个资料内容如下：

1. 普通阴道内的 pH 值为 3.8 ~ 4.2。

2. 第一次高潮刚过后的 pH 值为 5.2 ~ 6.0。

3. 第二次高潮刚过后的 pH 值为 6.3 ~ 6.8。

pH 值低于 7 为酸性，高于 7 为碱性，从这个数字可以看出，在高潮时酸性会减弱，但不见得会变为碱性。

此外，根据墉见乾先生的研究，关于高潮与阴道内酸碱度的变化，在其著作《孩子的性别可以决定》中有如下说明：

1. 通常阴道内的 pH 值为 4.0 ~ 5.6。

2. 进行前戏时，数值会上升（酸性减弱）。

3. 第一次高潮时的 pH 值为 6.4。

4. 第二次高潮时的 pH 值为 7.2（阴道内由酸性变为碱性）。

5. 刚射精后 pH 值为 8.4（碱性）。

6. 后来阴道内的 pH 值急速下降，倾向于酸性。

这个资料显示，第二次高潮时阴道内部会由酸性变为碱性。此外，刚射精后阴道的pH值为8.4，由于精液本身的pH值为8.4～8.8，所以很明显阴道是受到精液的影响而产生变化。

pH值低于7为酸性，高于7为碱性，

从这个数字可以看出，在高潮时酸性会减弱，

但不见得会变为碱性。

高潮与
生男孩
有关

女性的阴道内呈酸性，但其强度具有个体差异。有的人感受到两三次的高潮，阴道内会变为碱性，形成容易生男孩的环境。另一方面，有的人即使感受到高潮，也只会减弱酸性，而不会变为碱性。

因此，如果想生女孩，基本条件是保持阴道内为酸性。因为阴道内原本就为酸性，所以要选择性交日，不要过度刺激，赶快射精，就能够达到70%的成功率。

最困难的就是想生男孩。达到两次高潮，有时阴道内还是酸性。此外，在排卵日或之前不久射精，比较容易生男孩。不过，性交时达到高潮较为有利，较容易生男孩。

如果想生女孩，基本条件是保持阴道内为酸性。

在排卵日或之前不久射精，比较容易生男孩。

阴道内保持酸性较容易生女孩

下面具体介绍一下生男生女的方法。

想要生女孩，就要帮助 X 精子受精，要保持阴道内维持酸性的环境。有以下 4 种方法。

排卵日的 2~3 天前性交

排卵前阴道内的酸性还很强，而且 Y 精子能够活到排卵日的概率很低，因此，X 精子受精的机会就会增多。

女性压抑快感，男性在较浅的位置射精

女性尽量抑制兴奋与快感，才能够保持阴道内的酸性。男性要进行浅插入，尽量在阴道的入口射精。在浅的位置射精，能够拉长精子游到子宫的距离。在这段时间，不耐酸的 Y 精子会脱落，使得较多的 X 精子到达卵子处。

在排卵日的 2~3 天前性交，不必禁欲

原本"制造"男孩的 Y 精子就比"制造"女孩的 X 精子的数目多，禁欲反而会使 Y 精子数目增加，提高 Y 精子比 X 精子受精的概率。

性交后1周内要禁欲

在排卵日的2~3天前性交而没有受精时，则排卵日性交射精就可能会生男孩，因此要禁欲。

想要生女孩，就要帮助X精子受精，

要保持阴道内维持酸性的环境。

阴道内保持碱性较容易生男孩

想要生男孩，原则上可采用与生女孩相反的方法，就是要帮助 Y 精子受精，减弱阴道内的酸性，下点儿功夫使阴道内呈碱性。

排卵日当天性交

排卵日是阴道内碱性最高的时候，"制造"男孩的 Y 精子其活动度比 X 精子更强。

女性得到强烈的快感，男性在较深的位置射精

虽说具有个体差异，可是如果女性感受到强烈的快感，就能提高阴道的碱性。此外，如果在较深的位置射精，Y 精子碰不到酸性黏液就可以尽早到达子宫内部，这时女性达到高潮，阴道内的酸碱度也倾向于碱性，然后再进行射精。

排卵日之前男性要禁欲 5 天

这是为了射出更多有元气的 Y 精子。

过了排卵日要注意避孕

排卵后阴道内的碱性降低，进而呈酸性，因此到下一次排卵日之前要避孕。

想要生男孩，原则上可采用与生女孩相反的方法，

就是要帮助Y精子受精，减弱阴道内的酸性。

控制阴道内酸碱度的凝胶

为了生男生女，阴道内的酸碱度适合X精子还是Y精子很关键，我们可以使用凝胶进行人为控制。

英国的妇产科医生约翰·普拉德博士开发出生男孩用的绿胶（英国称为蓝胶）和生女孩用的粉红胶。因为可以自由地选择生男生女，所以将这两种胶命名为"Choice（选择）"。凝胶既安全又有效，不用担心副作用的问题。使用方法将在第二章详细说明。在性交前5分钟注入7mL凝胶到阴道内。

普拉德博士和谢特尔兹博士一起应邀到日本参加SS研究会的座谈会时曾说："某日，我的妻子在厨房与前来探望的朋友谈到'想生女孩的话，就使用醋；想生男孩的话，就使用发酵粉'。听到这一番话，我就开始考虑能否以科学的物质制造出无害的东西。"

这就是他开发凝胶的初衷。

的确，醋是酸性的，而发酵粉是碱性的，理论上，这是正确的方法。我在过去也配合不同的目的，分别使用酸性的食用醋及碱性的碳酸氢钠指导患者清洗阴道内部。

普拉德博士请求里巴普特尔大学生化教室的彼德·丁教授将醋进行化学变化，制成结晶，做成"粉红胶"；同时，将发酵粉进行化学变化，制成"绿胶"。

我看到普拉德博士在英文报纸上发表的《使用凝胶可以选择性别》一文，于是立刻写信给普拉德博士，告知想与他见面的想法。

这篇文章发表以后，世界上许多医生都要求见见这位博士，等到安排与我见面时，恐怕要过很长时间了。

通过谢特尔兹博士的介绍，我终于如愿以偿地提前与他见面了。那就是谢特尔兹博士到东京后来我家探望时，曾打电话给普拉德博士，他介绍我是"日本生男生女的第一权威"。

接到堪称生男生女世界权威的谢特尔兹博士的电话，普拉德博士当然非常激动，立刻说："既然是谢特尔兹博士介绍，我一定要见他。"

于是普拉德博士很爽快地答应接见我。

就在这一年的12月16日，我在大雪纷飞的时候来到曼彻斯特的机场。最令我感动的是，在机场大厅，普拉德博士本人未通知我就已经在那里等候了。问了问才知道，原来他是通过日航的乘客名单找到"杉山"的名字而前来迎接的。

普拉德博士所开发的这种凝胶，即使放入阴道内，也不会因为性交的剧烈运动而产生化学反应。

目前，这个凝胶在日本也由专门负责生男生女的指导医生来使用，但仅靠这个方法是否就能达到生男生女的效果，我仍感资料不足。

生男孩概率高达90%的林卡尔*

林卡尔（リンカルS）是含有微量铁质的天然钙，是为了生男孩服用的。林卡尔原本是为了预防水脑症或脊柱裂等先天性异常而开发的，是过去曾生过畸形儿孕妇使用的营养剂。

1960年林卡尔由名古屋大学前学长胜沼精藏博士所开发，为了预防畸形儿。女性服用林卡尔再怀孕生下的孩子，不仅全为正常儿，而且全都是男孩。

发表的临床病例有39例，全都是男孩，也许是巧合吧！不过，产生这个巧合的机会是200亿分之一，所以我们不得不认为服用林卡尔会生下男孩是一种必然现象。

注意到这一点的是大阪市立贝冢医院妇产科的井出辰夫博士。井出博士以轻松的心情建议希望生男孩的母亲服用林卡尔。根据多年来的资料显示，生男孩的概率高达90.4%。

虽然林卡尔是与生男生女无关而开发出来的药物，但却在生男孩上展现出极高的成功率。这个锭剂本身无副作用，是一般药物营养剂。但为何具有生男孩的作用呢？在开发之初，即使是现在，很多学者不断地研究，也还是未明其因。

———
*，本书中所涉及的各种药物均为国外产品，其适应证、副作用、使用方法仅供国内读者参考。

以 X 精子与 Y 精子的理论而言，阴道内的 pH 值呈碱性是生男孩的基本条件。持续服用林卡尔，是否阴道内的酸性会减弱或呈碱性，目前并没有足以证明的资料。

在一般状态下，阴道内呈碱性，以生理学的观点而言，这是不可能的。因为这样就会降低阴道内的自我清洁作用。

服用林卡尔的女性中，也发现一些子宫颈管黏液呈酸性的例子。尽管如此，这些女性仍然能如愿以偿地生下男孩，这更加匪夷所思了。

谢特尔兹博士推测可能与钙离子的发生有关。不过，目前尚未出现明确的结论。

为何林卡尔对于生男孩奏效呢？为何能发挥预防水脑症的作用呢？为什么尽管子宫颈管黏液呈酸性却能生下男孩？这些问题将有待今后的学术研究加以证明。

现在，林卡尔已经得到日本厚生省的许可，可作为营养辅助食品来使用。

虽然林卡尔是与生男生女无关而开发出来的药物，

但却在生男孩上展现出极高的成功率。

采出生女孩的
X 精子的
帕克尔法

我们知道卵子与X精子结合而生女孩，与Y精子结合而生男孩，因此，生男生女法可以利用人工的方法授精。

也就是事先分离X精子与Y精子，只将希望性别的精子注入子宫内。例如，想要生女孩时，只将X精子注入子宫内，那么与卵子结合的只是X精子，即只会生下女孩，可以如愿地产下女孩。

对于这一点，有很多学者与医生加以研究，我也是其中的一位，不过现在尚未出现100%的确实方法。

目前，成功率最高的是"帕克尔法"。

所谓帕克尔法是利用帕克尔液来分离精子，因而得名。严格来说，应该是"帕克尔比重坡度法"，也就是长年从事不孕症治疗研究的庆应大学名誉教授饭冢理八先生，在研究过程中偶然发现而公之于世的方法。此方法能克服精子减少症这种男性不育问题，并取得了丰富的成果。

检查精液时会发现"制造"女孩的X精子比"制造"男孩的Y精子重7%。注意到这些许重量的不同，并加以利用而来分离X精子与Y精子，即帕克尔法的原理。总的来说，就是制造出比重为1.06～1.13的几种帕克尔液（硅酸微粒子液），依序将比重较大的液体到较小的液体自底部开始堆积，精子从上方倒入，放在离心分离器中，X精

利用帕克尔法进行精子分离

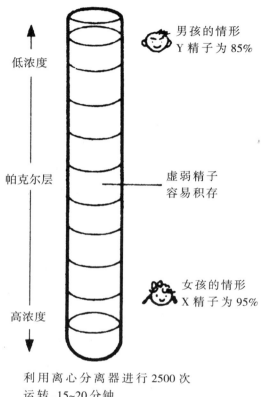

低浓度

男孩的情形
Y 精子为 85%

帕克尔层

虚弱精子
容易积存

女孩的情形
X 精子为 95%

高浓度

利用离心分离器进行 2500 次
运转，15~20 分钟

子与 Y 精子各自会聚集在比重相同的一层，就是 Y 精子 80% 会聚集在比重 1.06 以下的部分（试管上方澄清部及中间层），而 X 精子则会聚集在试管的最下层。

分离出来的 X 精子用滴管采出，以人工授精（配偶间人工授精，AIH）的方式注入子宫内。这就是利用帕克尔法的生男生女法。因为事先只挑选 X 精子注入子宫内，因此怀孕产下的孩子，从理论上讲当然生下女孩的概率更高。

　　这个方法的成功率与安全性都得到极高的评价。目前可以说是专家进行生男生女的主要方法。但科学并不是万能的，目前利用帕克尔法的人工授精生男生女法，其成功率仅为90％而已。

　　1994年9月，日本妇产科学会向厂商提出要求，希望将帕克尔液只当成"研究用"，期望医生能自行约束，勿将帕克尔液应用在生男生女等临床方面。然而，我相信在不久的将来，一定能确认其安全性，使得帕克尔法再度开花结果。

　　所谓帕克尔法是利用帕克尔液来分离精子，

因而得名。此方法能克服精子减少症

这种男性不育问题，并取得了丰富的成果。

能在家中进行的
生男生女法

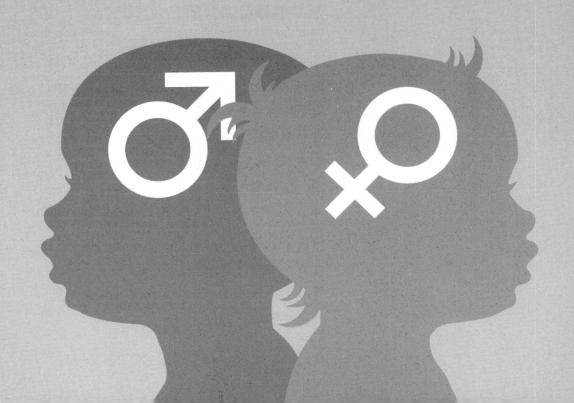

要先知道
准确的
排卵日

生男生女的一大要素，就是要决定受孕的性交日。

想生男孩，在排卵日进行最后的性交。

想生女孩，在排卵日的2~3天前进行最后的性交。

这是生男生女的基本方法。想生男孩或女孩的人，实际上要进行生男生女法时，最重要的是要知道自己的排卵日。

换句话说，生男生女法能否成功，关键在于是否知道排卵日。

我们可通过多种方法确定排卵日，牢记正确判断排卵日是最重要的。

从基础体温表开始

探讨女性特有的身体功能时，大家都会讲到基础体温。要知道排卵日，每天测量基础体温是不可或缺的条件。

基础体温即在早上清醒且没有活动的状态下所测量的体温。

成熟健康的女性每个月一定会反复出现排卵、月经一定的周期，同时也会产生微妙的体温变化。这种变化是由丘脑下部的脑下垂体所掌管的，与刺激卵巢、促进排卵的两种激素（卵泡刺激素与孕酮）的分泌规律有关。

月经开始时体温会缓慢下降，这是因为卵泡刺激素的分泌增加了。排卵时体温会突然下降。

排卵结束后，体温急速上升，这是因为孕酮的分泌取代了卵泡刺激素，不断地增加，进而增厚子宫内膜，做好卵子受精的准备。如果卵子没有受精，就不需要孕酮，则其分泌减少。增厚的子宫内膜会脱落，并在月经周期排出，同时体温下降。

但体温升降的温度差也只有0.55℃，如果使用家庭用的普通体温计，由这一点点的差距来推算排卵日，是不可能办到的。因此，测量基础体温要利用女性体温计这种前端为圆形的特殊体温计。在36~37℃之间，每隔0.05℃有一道刻度，借此就能了解微小的体温变化。

只要把这微小的体温变化正确地填入专用的表（基础体温表）中，就可以推测排卵日了。

到附近的药店就可以买到女性体温计和基础体温表，而SS研究会也准备好了容易填入且较容易看清体温变化的基础体温表，是采用复写式的。填入以后，撕下一边邮寄出来，就可以得到排卵日、月经周期，以及其他必要事项的指导表。

基础体温在早上清醒时立刻测量

基础体温是在早上清醒时且没有活动之前仰卧着测量，这种姿势非常重要。为了能顺利地测量，要在前一天晚上把体温计放在枕头下，一定要养成这种习惯。

体温计一定要放在固定的地方。如果不知道体温计放在哪儿而用手去摸索，就会使体温产生变化。

清醒以后，不要活动身体，要用一只手慢慢地拿出体温计并放在舌下。静静地呼吸，测量5分钟（如果是电子体温计，只需测量1分钟），从

基础体温表的填入例

应该填入备注栏的事项有感冒、发热、疲倦、水肿、睡眠不足、起床时间与平时不同、饮酒、腰痛、下腹痛、乳房肿胀、注射或内服药、旅行等。

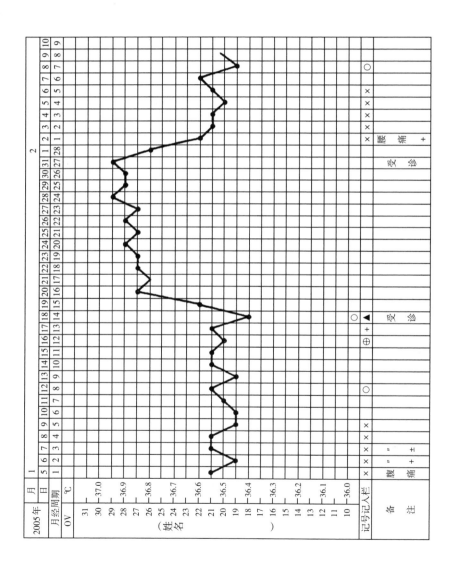

口中取出时，看清体温刻度，填在基础体温表上。

基础体温的重点就是在清醒以后立刻测量，如果过了一段时间或活动以后再测量，就没有意义了。这一点一定要注意。

起来上厕所或洗脸后再测量，或是坐起上半身，打个呵欠，伸伸懒腰，翻个身或摸摸睡在身旁的孩子，或是和他人说话等，轻微的活动都在测量基础体温的严禁之列。此外，体温计含在口中，要避免说话。轻微的动作都可能使体温产生微小的变化，对正确测量会产生极大的影响。

另外，在喜、怒、哀、乐等精神兴奋状态下，体温也会发生变化。躺在床上清醒时，身体保持平静状态，但如果因为工作而感到烦恼，或是想到昨天晚上和丈夫的争吵而生气时，体温会上升。人体就是这么神奇，因此不要忘记努力保持情绪的稳定。

如果前一天晚上喝酒，体温也会上升，但具有个体差异。饮酒量和体温的上升率不见得是一致的，因此，如果前一天晚上喝酒，要将其分别记录在基础体温表的备注栏上，那样就可以掌握饮酒对自己的体温会造成何种影响了。

感冒、发热、疲倦、水肿等身体的不适或睡眠不足、睡眠较浅的时候，体温也会上升，这也要记录在基础体温表上。

另外，就寝时间和起床时间与平时不同，或是外出旅行，或是测量前不小心起床了，都不要忘了记录下来。有时候因忘记而不小心做了一些动作也是无可厚非的。不要太过于神经质，最大的问题就是懒得每天早上测量体温。

此外，原则上基础体温要在充足睡眠6小时以上再测量。夜间加班或上班至深夜的女性，如果能睡够6小时以上再测量就没有问题了。

基础体温的双相曲线

月经周期是从月经开始之日算第一天，以下称为第二天、第三天……月经开始到结束至排卵日为止，为低温期，从排卵日到下一次月经开始为高温期。

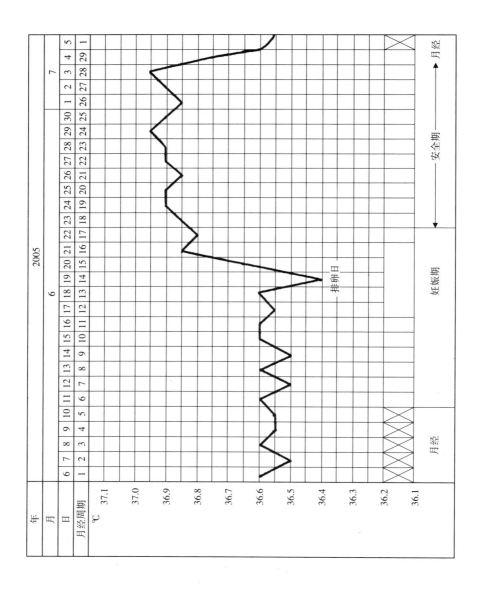

本次月经与下一次月经的中间日为排卵日

出现在基础体温表上的女性基础体温，有低温期与高温期双相，大约28天内会出现上下大致相同形态的曲线。

低温期（卵泡期）

月经开始到结束，直到排卵日为止的2周内为低温期，体温会有上下0.1℃的波动。

高温期（黄体期）

从排卵日以后到下一次月经开始以前的第二周，呈现高温期。

低温期结束后体温会升高。在此以前，会有比以往低温期体温更低的日子，这一天就是排卵日。温度差为0.3～0.4℃，特征则是从第二天开始，体温会上升，两者的差距特别明显。

但因人而异，也有无法推测出排卵日的特殊例子。此外，基础体温表每天上下起伏较大，无法推测。这时的主要原因大都是忽略了测量基础体温时的注意事项，因此学会正确测量的方法非常重要。

基础体温表至少要连续填写3个月

利用基础体温表推测排卵日需要一定的时间，至少要填3个月才能大致了解自己的生理周期。例如，低温期持续数日，而体温骤降的日子是在月经开始后的第几天等，就能掌握大致的标准了。

方法很简单，但之前从来没有填过基础体温表的人或没有养成习惯的人，却很难做到。不过借着填基础体温表，能掌握自己的生理是否顺调，而且也能迅速知道是否怀孕，当然也可以应用在避孕上，同时也可以为日常健康管理提供宝贵资料，所以一定要养成测量基础体温的习惯。

月经不调的人或排卵日特殊的例子

月经不调的女性如果很有耐心地测量基础体温，就可以发现基础体温大致的形态。但若月经不调的情形很严重，要先治疗使其恢复正常。

一般而言，女性的生理周期是28天，但并不是所有的人都如此。有的人较短，为21天；有的人则较长，为30天；甚至有更极端的情形，有的人为45天。

生理周期为21天的人，有时候会延长为25天。生理周期为30天的人，有时候会缩短为28天。问题不在于周期的长短，而在于基础体温表是否能显示低温期、高温期双相。

一般人认为排卵日是低温期到高温期以前体温下降的时候。不过也有特殊的例子，有的女性并不适用于这种一般理论。从低温期已经到了高温期，可能过了2~3天温度骤降才是排卵日。100人中有4~5人会出现这样的情况。

有的人则没有高温期，这时就必须考虑有没有排卵。要与指导医生商量，进行促排卵治疗。

但排卵日并非只靠基础体温表来判断，因此不必为此感到烦恼。只要以正确的测量方法，养成记录基础体温表的习惯即可。只要正确地测量，原本零乱的曲线也能变得整齐。

以分泌物伸展度测试来判断排卵日

基础体温表是判断排卵日的基本方法，当然还有其他判断方法。像生男生女指导医生确认排卵日的最后检查，就是利用分泌物伸展度测试这种准确率非常高的方法来判断的。排卵时分泌物会增加，这时子宫颈管会分泌大量像蛋清一样清爽的液体，这种液体称为颈管黏液。到了排卵期时，子宫颈管会分泌大量的颈管黏液，而释放到阴道内的精子在其中泳动，黏液有助于精子顺畅地到达子宫。

黏液较少或黏性太强时，精子在子宫颈管附近就会死去，无法进入子宫。也就是说，只有在排卵期子宫颈管才会分泌大量黏液，帮助接受精子。除了排卵期以外，子宫颈管的"门"是封闭的，拒绝精子进入。

控制颈管黏液分液量和黏度的是雌激素。接近排卵日时，卵巢会分泌大量雌激素，而颈管黏液的分泌量也会增加。

用指尖取出一些黏液，拿到阴道外，张开手指伸展附着于指尖的黏液。如果到了排卵日，透明的黏液会像线一样拉长，不会轻易断裂。利用这性质就可以判断排卵日。

伸展度测试可以自己进行，自行检查基础体温表，在体温下降的时候尝试一下。方法如下：

1. 把手彻底洗干净，保持指尖的清洁。双脚轻轻张开，采取去看妇产科医生时的姿势，放松腹部的肌肉和下半身的力量，轻轻张开嘴巴呼吸，把右手食指和中指连根部都伸入阴道。

2. 注意力集中在指尖，探索阴道深处，会触摸到硬的突出部分。这是子宫阴道部，也是子宫颈管所在处。一到排卵时，这里会充满黏液。用指尖取一些出来，手离开阴道。

3. 张开指尖，确认指尖的伸展度。如果中途不断裂，能拉得很长，就表示即将排卵或在数小时后排卵。有时候黏液会伸展15cm左右（即使拇指和食指完全张开，也不会断裂）。

但这种黏液伸展度测试具有个体差异，不能以"伸展几厘米"来确认排卵日，所以要观察基础体温表，接近排卵日时，进行几次测试，检查自己黏液的状态。如果还没有信心，可以接受指导医生的诊断。

指导医生进行这种测试时，会使用窥阴器。用注射器吸取黏液，详细检查"黏液量""伸展度""黏液浊度（排卵日的黏液是澄清的）"，以及

利用分泌物伸展度测试来判断排卵日

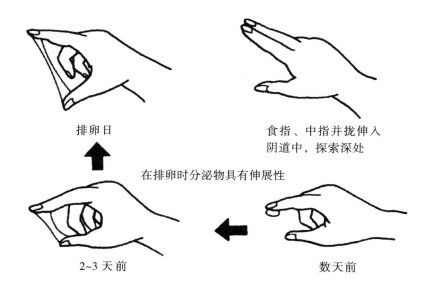

排卵日

食指、中指并拢伸入
阴道中，探索深处

在排卵时分泌物具有伸展性

2~3 天前

数天前

"酸性""结晶的显微镜观察"等，从各个角度来检查。所谓的"结晶的显微镜观察"是指把颈管黏液置于玻璃板上，干燥以后用显微镜观察就可以看到美丽的结晶花纹。这个花纹在接近排卵日时会形成有鲜明叶脉状的结晶，而指导医生能明显看出其中的不同。

　　如果是经验丰富的产科医生，则不看显微镜，只要查看基础体温表或只靠分泌物伸展度测试，就可以正确地判断排卵日，所以最好接受指导医生的指导。

如果有中间痛就是排卵的信号

女性在本次月经和下一次月经之间，大都会出现下腹部疼痛的现象。这是卵子由卵巢释出时所产生的疼痛，称为中间痛，这是排卵的重要信号。

不过，据统计，100位女性中大约只有15人感受得到中间痛。中间痛因人而异，有的人会产生膨胀感而非疼痛，因此容易被忽略。

一般而言，排卵的2～3小时以前会产生钝痛。敏感的人在1天前就已经出现中间痛的征兆了。

这种疼痛到了排卵期会增强。巅峰时期会持续30分钟至3小时，大约耗时24小时才会完全消失。疼痛几乎都会出现在右下腹部，不过有的人是每个月左右下腹部交互疼痛，或是耻骨上方感到疼痛。

已故的苏菲亚克里格曼女士把感觉到中间痛的部分画了出来。中间痛大都出现在右下腹部，因而容易被人们误认为阑尾炎。

中间痛具有很大的个体差异，如果加以注意，几乎所有人都能感觉得到。

一边测量基础体温表，同时感觉到中间痛，就表示已接近排卵日了。也就是说，出现中间痛的同时看基础体温表，与体温下降最多的这一天相比较，就可以由基础体温表得知排卵日。要以这一天为主，排

感觉到中间痛的部分

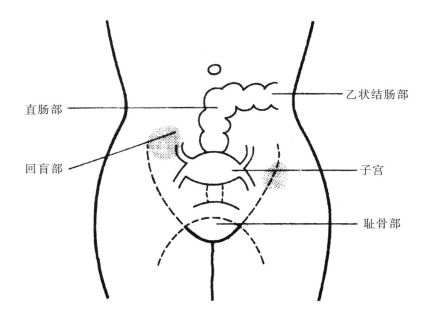

乙状结肠部

直肠部

回盲部

子宫

耻骨部

（摘自苏菲亚克里格曼女士的资料）

卵日有12~24小时的幅度。

在此，要小心地计算时间，这是因为卵子保有受精能力的时间有限。卵子从卵巢排出后能生存2～3天。但有的专家说，卵子真正具备受精能力的时间只有6小时左右。

为了尽可能正确掌握排卵日，当然多一些"情报"更有利。中间痛的信息也是了解排卵日的重要"情报"，所以一定要充分重视，不要忽略。

此外，有不少人排卵日有少量出血的情形，称为排卵出血。这种现象大约2天会消失，这是生理性出血，不必担心。

检查尿液或观察卵巢大小也可以推测排卵日

根据前述说明，我们了解月经周期的方法有以下3种：

1. 基础体温的双相性。

2. 颈管黏液。

3. 中间痛。

具有这些大征兆，这是100年来研究发现的情形。在这期间，也逐渐了解了怀孕的过程和不孕的原因，因此有关生男生女的研究也以这几项为基础。

推测排卵日的方法还有尿液检查，确认是否分泌胚胎雌激素。如果分泌，就表示是排卵日了。

此外，利用超声断层法观察卵巢的大小，测定卵泡的大小，就可以推测何时排卵了。通常卵泡为2～3mm大，接近排卵日时会逐渐增大，在排卵日的2天前，大约为1.8cm，当增大至2cm时，这一天就是排卵日，不久以后卵子就会释出。

自己知道排卵日的划时代新制品登场了

确定排卵日是掌握生男生女成败与否的关键。在美国有些人已经开发了解决这一问题的新制品，最近也在日本上市，那就是用其测定尿中的激素，在排卵日与排卵日的2天前就可以做测试，与一度成为话题的怀孕判定药一样，在家中采尿，可以自行检查，是划时代的新制品。

如果希望生男孩，使用"CLEARPLAN"；希望生女孩，则使用"L-Check"。在美国的超级市场、药局都有陈列销售。既方便又安全，并且广受欢迎。

现在日本厚生省经由许可，在一部分药局销售。但在购买时需要SS

研究会医生的处方笺。

使用CLEARPLAN的方法

如果希望生男孩，可以使用这种特定排卵日的测试剂。

在基础体温项目中，为各位说明过，高温期时体温上升，这是孕酮的作用所造成的。如果这种激素在体内大量分泌就会持续呈现高温相；反之，分泌较少时，基础体温表则会呈现低温相。

促进孕酮分泌的是黄体化激素，可以在尿液中检出，即CLEARPLAN是测量尿中黄体化激素状态的测试剂。使用这种测试剂，并不表示就不用测量基础体温了，基础体温还是要好好地测量。认为是排卵日时就要采尿，利用CLEARPLAN检查，确认是否为真正的排卵日，这才是正确的使用方法。

要正确测定尿液中黄体化激素的浓度，至少要做到以下两点：

1. 必须在测试前4小时不排尿。

2. 不摄取过多的水分。

使用方法是把棒状的测试剂浸泡在用干净容器采取的尿液中20秒，或是直接滴尿液5秒进行判断。棒上有"判定窗"和"终了确认窗"两个窗，如果两个窗都出现深蓝色的线，表示是排卵日；如果"判定窗"没有出现蓝色的线，或是比"终了确认窗"蓝色的线淡，则表示未检出黄体化激素，即不是排卵日。

何谓L-Check

同CLEARPLAN一样，L-Check是调查在排卵前期尿液中是否释放出黄体化激素，不过最大的特征是在排卵48小时以前，即2天前就可以预测。L-Check的配件是由诊断盒、检出液、溶解液、洗净液，以及采尿用滴管、滴管盖、保存判定片用的薄片和黄体化激素（hLH）感度表所构成。

使用方法简单说明如下：

1．把配件中的检出液和溶解液混合在一起。

2．在诊断盒的滤网上注入用滴管采取到的尿液，尿液渗透后取出滤网。

3．浸泡在一定量的检出液中。

4．放入洗净液（使标志的颜色更为明显）。

如果确认滤网上出现紫红色的标志，则应当把第三步的薄片放入"判定片保存用纸"中保存，当成判定排卵日2天前的材料来使用。

促使生男生女法成功的最新制品

尝试生女孩的 L-Check 与尝试生男孩的 CLEARPLAN，两者都可以检出在排卵前期释放到尿液中的黄体化激素。

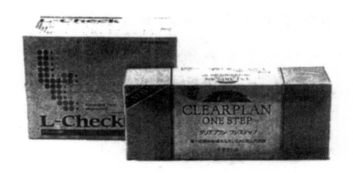

在采尿前约4小时不可以排尿，且避免摄取过多的水分。同时，要避开早上第一泡尿。采尿时间要事先决定好，要注意以上事项。

为了能更有效地使用制品，要正确决定开始检查日，因此要先好好地测量基础体温，正确得知自己月经周期的长度。至少在过去3个月的月经周期中求出平均值，来决定开始检查日。

判定非常明确，在诊断盒的滤网上出现"紫红色的点的日子"就是排卵日48小时以前。

这类制品是在目前符合"医疗规定"的前提下销售的，所以要持有医生的处方笺才能购买。

为了尽可能正确掌握排卵日，

当然多一些"情报"更有利。

中间痛的信息也是了解排卵日的重要"情报"，

所以一定要充分重视，不要忽略。

生女孩的
方法

"制造"女孩的X精子的寿命为2～3天，而"制造"男孩的Y精子的寿命大约只有1天。卵子能生存2～3天，但真正活动的时间只有6小时，可以利用这一性质来决定生男生女。

排卵日的2天前，以受孕为目的，进行最后的性交

测量基础体温表，确定排卵日。最后性交要在排卵日的2天前进行，夫妻事先做好计划，这是生女孩的重点。

推测排卵日非常困难，而在排卵日的2天前该如何确认排卵日呢？不要焦躁，要先好好测量基础体温，持续3～4个月，从月经第一天算起，大约在第几天体温会突然下降，就可以知道了排卵日。例如，如果是第14天，这一天就是排卵日，而2天前，也就是距离月经第一天算起，第12天进行最后的性交即可。

此外，月经终了后，以及到排卵日2天前的"受孕的性交"为止，每隔3～4天进行性交。每次性交时，精子数会减少，这样不容易怀孕。但如果在这一天想要倾注所有精力，而在前几天持续禁欲，会使精子数增加过多，而数目比X精子更多的Y精

子就更有机会进入子宫，因此要尽可能减少会进入子宫的 Y 精子的数目，要多留下一些 X 精子，维持这种程度的性交，能适度控制精子的数目。

那么隔几天进行性交呢？当然具有个体差异，不能明确断定。不过，考虑 X 精子与 Y 精子数目的平衡，3～4 天是比较理想的间隔时间。据最近的问卷调查显示，大部分成功者都是每 3～4 天进行一次性交，可以配合自己的情形来设定目标。这段时间要确实避孕为其条件。

男性性器浅插入，女性未感到高潮以前就要射精

要生女孩的性交，原则上要迅速结束。

丈夫要尽可能在浅插入的状态下射精。这时，射出的精子要到达子宫入口的距离很长，需要花较长的时间。不耐酸的 Y 精子大部分会脱落，比 Y 精子耐酸更强的 X 精子到达子宫的机会增加。

此外，还要在性交的体位上下功夫，采用结合较浅的伸长位（男性在上位、女性双脚伸直的体位）或侧卧位（双方面对面侧躺结合的体位）较好。

性交时丈夫尽可能不要过度刺激妻子。妻子兴奋过度或感受到太多的快感而达到高潮的话，子宫颈管会分泌大量的碱性黏液，这可导致阴道内的酸性很难保持。

为了避免妻子太兴奋，丈夫插入性器后，尽可能赶快射精。同时也要避免前戏等会使女性感受到快感的行为。

这种谨慎的性交丈夫可能很难勃起或射精，因此可以借着妻子爱抚丈夫性器的方法，迅速引导丈夫射精。

最后的性交以后，要禁欲 1 周或确实避孕

排卵日的 2 天前进行过"受孕的性交"以后，要禁欲 1 周。为了避免

到目前为止的努力化为泡影，一定要小心谨慎。

卵子只能存活2～3天，受精能力只有6小时，但并非每个卵子都有这种机械性的死亡期限，有的卵子可能会生存4～5天。如果排卵日2天前的性交没有受精，这段时间是可能怀孕的时间，因此最后的性交后1周内，如果因为意外的性交而违反事先的期待怀孕，这的确是要考虑的事情。当然，如果能确实避孕，性交也无妨。

排卵日2天前的性交使用粉红胶，能提高生女孩的概率

英国的约翰·普拉德博士所调制的粉红胶是能使阴道内酸性化的凝胶。关于其成分并未公开发表，但全都是无害的。在阴道内的分泌物与精液混合时，这种凝胶可维持X精子能受精时的酸性，能保持适当的酸性，同时具有缓冲作用，是安全无害的凝胶。

开发粉红胶的英国并没有特别指出性交日如何使用凝胶，即在阴道内保持酸性的状态下，即使排卵日2天前或是子宫颈管会分泌碱性黏液的排卵日当天也不要紧，只要使用粉红胶，性交日可由当事者自行决定。

为了确保生女孩，在排卵日2天前，觉得分泌物稍微增加时，使用粉红胶进行性交。

但最近即使不使用粉红胶，如前文所述，在排卵日2天前，妻子还没有感受到快感以前，丈夫赶紧在浅插入的位置射精，应该就可以了。

而实际问题是，确定排卵日2天前很困难，也许会弄错1～2天排卵日，或是排卵日次日性交，就可能生下男孩。然而，大学医院研究的结果发现，使用粉红胶，即使在排卵日当天，阴道内的酸性也能保持X精子容易受精的状态，已经有数十名女性证实了，而且确认生下了女孩。

使用粉红胶的方法

在常温下粉红胶是半溶解状态，冬季会凝固，因此必须加热溶解使

用，方法如下：把手指不会被烫伤程度的温水置于杯中约八分满，再把粉红胶连同容器放在水中，盖上盖子，浸泡3~4分钟，使其溶解。

接着，打开容器的盖子，把注射器前端放入，吸取7mL，再静静地插至女性阴道深处，慢慢地注入凝胶。

用注射器吸取凝胶时，妻子固定凝胶的容器，丈夫吸取，能在稳定的状态下完成。一个粉红胶的容器可装21mL（分3次）。如果弄撒了，到了第三次可能会导致量不足，因此要小心谨慎。

凝胶注入阴道以后，为了避免其流出阴道，要在妻子的腰部垫枕头或抬高阴道的位置，紧紧夹住大腿，虽然会流出一些，但只要2~3mL就足够了。

注入凝胶约5分钟进行性交。

剩下的凝胶要保存起来，以备没有按照期待怀孕时再次使用。要放在避免阳光直射的阴凉处，在常温下保存，效果不受影响。即使温度产生些许变化也不要紧。

实验结果显示，凝胶的保存期为5年。此外，所使用的注射器要用热水充分洗净、晾干。

无法得到粉红胶时

是否使用粉红胶，与想要生男孩时使用的绿胶一样，要由指导医生来指导。

想生女孩，古老的做法是使用食用醋，实际上，在开发粉红胶以前，用水稀释食用醋（在一杯水中放入一小匙的食用醋）洗净阴道的方法也广为流传。如果无法得到凝胶，当然可以尝试这种方法。在阴道洗净15分钟以后进行性交，但由于酸性浓度较低，无法达到很好的效果。

生男孩的
方法

生男孩与生女孩的条件当然是相反的，可以服用林卡尔（天然钙）或在排卵日进行"为了受孕的性交"，这是基本条件。

妻子每天服用4粒林卡尔，持续2个月，再进行性交

在第一章中已经详述过，林卡尔是以生物体铁、磷、钙为主要成分的营养剂。早晚各服用2粒林卡尔，共服用4粒，至少持续服用2个月，这很重要。

有的人觉得多服用一些比较安心，因此，1天服用30粒。其本身是营养剂，会成为母体的营养，是无害的，即使服用再多也无妨。但不见得能提高生男孩的概率，所以1天服用4粒就足够了。

此外，想生男孩，钙质要比较好，有些人会服用市售的钙剂，但想生男孩与市售的钙剂完全无关。

月经后到排卵日为止要完全禁欲，排卵日进行频繁性交

Y精子与X精子相比，在碱性黏液中的运动能力较佳，除此以外，各方面都较差。如不耐酸、缺乏持久力、较为短命，因此

数目必须保持将近 X 精子的 2 倍，才能在射精时保持平衡。

所以要禁欲，这样在排卵日进行"受孕的性交"时，才有可能多射出一些有元气的 Y 精子，这是重点。

最理想的是，月经开始以后到下一个排卵日为止的 2 周内，要完全禁欲。如果做不到，在月经终了后的翌日，以及隔 2 天再进行一次性交即可。接近排卵日时，至少要禁欲 5 天，在排卵日或排卵日翌日进行最后的性交。

此外，即使禁欲，身体不佳的人也无法得到有元气的精子。准备生男生女时，不论男女都要注意体质，要保证生理功能正常发挥作用。

在妻子感受到强烈的高潮后，才将男性性器深插入并射精

Y 精子在碱性黏液中较为活泼。如果在性交时，妻子感受到强烈的快感，则子宫颈管就会分泌碱性黏液流入阴道。因此，为了生男孩，丈夫要多花些时间进行前戏，努力让妻子感受到几次高潮，不要认为怀孕是特别的性交而感到紧张，一定要充分放松，享受快感。此外，丈夫要深插入，尽可能在阴道深处射精，这会提高留下 Y 精子的可能性。

为了深插入，在体位方面要采取屈曲位（男性在上位，女性的双脚尽可能上抬、屈膝）、后背位（女性趴着，男性抱着女性的腰，从后方插入）等较为适当。

性交后，丈夫尽可能保持性器插入阴道内的姿势，大约 30 秒，这样较容易怀孕。如果是以正常体位插入，则妻子可以用双腿缠住丈夫的腰。

然后，丈夫的身体离开妻子，妻子张开双脚，静躺 3 小时以上较好。

关于林卡尔

服用林卡尔期间，最重要的是绝对不要忘了服用。忘了服用 1 天没有关系，但如果超过 3 天，则会使药物在血中的浓度降低。忘了服用 5 天，

则必须放弃了。要重新开始尝试。

问题在于长期服用林卡尔而没有怀孕，以致放弃服用林卡尔。一旦中止以后，到了下一个排卵日却受孕了。这可能是因为已经放弃了使用生男生女的方法，心情放轻松而提高了受孕率！因此，虽然希望生男孩，却生下了女孩。

林卡尔是以钙为主体的营养剂，并非特别的药物，可以以服用维生素的轻松心情来服用。与感冒药等其他药物一同使用也没有问题，让小孩吃也没有关系。

不过，林卡尔是为了生男孩而服用的营养剂，如果是单纯想摄取钙，服用市售便宜的钙剂就足够了。

在排卵日性交前使用绿胶

希望生男孩，在排卵日性交前，为了增强阴道内的碱性，可以使用绿胶。使用方法与希望生女孩时的粉红胶完全相同。

以前用碳酸氢钠洗净阴道内。碳酸氢钠的制法是在180mL的容器瓶中，放入满满一小匙的碳酸氢钠，再倒入温水使其溶解，然后放入洗净器中，在性交15分钟前，仔细洗净阴道内。但缺点是容易失败，这就好像希望生女孩使用食用醋一样。有时候不使用反而更好。

服用林卡尔期间，最重要的是绝对不要忘了服用。

除了确定日性交以外，要避孕

决定好要生男生女时，除了确定日的性交以外，避孕是重要的条件，即除了当天以外的性交，绝对不能怀孕。

为了避免计划外的怀孕，而且为了确实达到避孕的效果，该怎么做比较好呢？

停止使用避孕药与避孕环

生男生女的目的是在确定好的日子进行性交，进而达到受孕的目的。换句话说，这一天要解除所有的避孕措施，而避孕法本身具有一些限制。

最重要的是不可以使用避孕药或避孕环（宫内节育器，通常以不锈钢、塑料、硅橡胶等材料制成）。

避孕药是卵泡刺激素与孕酮合剂，作用于脑下垂体，抑制性腺激素的分泌，也抑制卵巢的排卵。

想要生男生女，必须知道排卵日，因此要测量基础体温。如果服用避孕药，就不会排卵，当然测量基础体温也没有任何意义了。

停止服用避孕药可能会怀孕，但如果要使卵巢功能恢复至规律地排卵，恢复自然的生理，至少需要花3个月的时间。

服用避孕药却想要生男生女是不可能

的，必须中止避孕药的使用。如果希望生男孩，就开始服用林卡尔。基础体温表恢复正常，确定排卵日，这之前的性交要避孕，可使用避孕套避孕。

此外，避孕环是安装在子宫内的小避孕器具，用来阻止受精卵在子宫内膜着床。日本以前使用太田环、优生环等，近年来除了环状以外，还有各种形状的避孕环，总称为宫内节育器，以其英文开头字母简称为IUD。

使用避孕环避孕的人，必须立刻拿掉，改为使用避孕套的避孕法。

避孕环安装在子宫内，子宫壁会出现轻微的凹陷处，因此，如果放置了避孕环，想要怀孕时，拿掉了避孕环，短期内即使怀孕也容易流产。

如果安装避孕环，基础体温不会发生变化，但却阻碍受精卵在子宫正常发育。中止使用避孕环后，如果还残留影响，很难正常怀孕。拿掉避孕环2个月以后，要使避孕环所引起的凹陷处复原，才能使有元气的受精卵在子宫内发育。

现在的避孕药和避孕环都经过改良，对人体并无不良影响，是非常好的避孕法。但不能当成想要生男生女的避孕法来使用，这一点希望大家不要误解。

避孕法以避孕套最佳

为了准备怀孕，女性要保持生理最自然良好的状态。哪怕是对女性会造成一点点负担的避孕法都必须避免。基于妇产科医生的立场，我认为最安全且实用的就是使用避孕套的方法。

其他避孕法或多或少对女性都有一些影响，为了达到生男生女效果的避孕，就要尽可能减轻女性的负担。

从这个意义来看，丈夫的协助非常重要。

由性交的时机来实施生男生女法

想生女孩：月经结束后，每隔3～4天进行性交，在排卵日的2天前做最后的性交。

想生男孩：月经后完全禁欲，在排卵日做最后的性交。

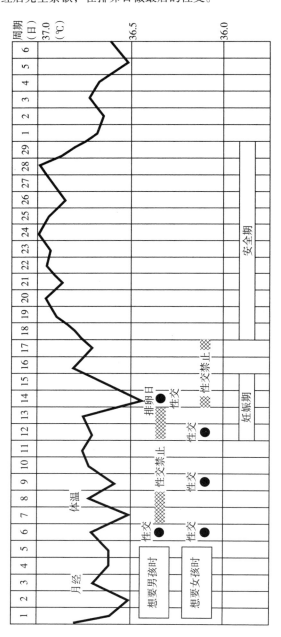

只要使用方法没有错，避孕套能达到极高的避孕效果

避孕套是罩住男性性器的薄的橡胶制的袋子，射出去的精液会贮存在避孕套的前端，防止其进入阴道内。用法简便，只要使用方法没有错，能达到极高的避孕效果，不必担心精液外漏。

使用避孕套时，必须注意的是，在开始进行性行为（勃起时）时就要佩戴，射精以后要立刻拿掉。目前有很多人认为，只要在性交中途或射精前佩戴即可，但有时候男性没有感觉到射精，精液却已经流出来了，因此要先戴上。

佩戴时，要用手指挤掉避孕套前端的空气，让避孕套与男性性器紧密贴合，一直罩到根部为止。

如果不遵守这两项原则，射出去的精液就会反流进入阴道内；或是在取下时，避孕套松脱而流出精液，从而导致避孕失败。以下为各位列举使用避孕套时的注意事项。

正确使用避孕套的方法

1. 在男性性器充分勃起以后佩戴，否则在性交中可能会脱落。

2. 避孕套前端有贮存精液的小袋子，在佩戴时一定要挤出里面的空气再使用，否则残留在这部分的空气移动，性交时可能会使避孕套破裂。用手指轻压避孕套前端或用指尖捏住扭转，就能挤出空气。挤掉空气后，从男性性器前端开始罩住。

3. 为了达到确实的避孕效果，要使用绞紧型的避孕套。射精后男性性器会急速萎缩，而基部较细的绞紧型就不用担心避孕套会脱落。

4. 第二次性交时，一定要使用新的避孕套，不要等到射精前再佩戴，而是一开始就要佩戴。这是为了避免第二次性交可能会使第一次性交残留在尿道中的精液再次流入阴道。

5. 万一射精后避孕套破了或是脱落而导致精液漏出，要立刻洗净阴道，用纱布或脱脂棉擦拭干净，但效果不一定好，所以最好多加注意，不要出现这样的麻烦。

想要生男生女，必须知道排卵日，

因此要测量基础体温。如果服用避孕药，就不会排卵，

当然测量基础体温也没有任何意义了。

微信扫码

·备孕攻略
·营养推荐
·孕期瑜伽
·孕期百科

生男生女法
稳步前进

最近的资料显示，我们医院生男孩的成功率为81%，生女孩的成功率为80%。选择性交日，在体位上下功夫，就能达到60%以上的准确率。

即使按照希望得到男孩或女孩，是否真的依靠生男生女法获得了成功，老实说，我也不知道。从这个角度来看，生男生女的研究还在起步阶段。

采用生男生女法，希望接受指导的人，首先必须检查是否罹患妇科疾病或盆腔内性器（卵巢、输卵管、子宫、子宫颈管、阴道等）是否异常，因此要进行内诊。

接受生男生女法指导为什么要内诊呢？主要是为了正确得知有无罹患子宫肌瘤或其他妇科疾病，这对于生男生女的指导而言非常重要，而且我确信这是正确的方法。

此外，生男生女法最重要的是要准确知道自己的排卵日，因此一定要规律且正确地测量基础体温。

已经养成测量基础体温习惯的人，要整理以前的体温表以进行指导。

基础体温表如何阅读，学者们对此有不同的看法。因为基础体温表会呈现低温期与高温期双相曲线，所以可以推测曲线中间的体温陷落日（陡降日）就是排卵日。

采用生男生女法，一定要在每一阶段踏实前进，不可以一次两阶，只能一阶一阶地往上走。在受诊时，就立刻要生男孩或生女孩是不可能的。

我会为希望采用生男生女法的人说明在各阶段应该要做的事。

希望生女孩

1．从今天开始，按照指示，正确测量基础体温。

2．1～2个月内，要利用避孕套避孕，并且努力知道体温陷落日和颈管黏液巅峰期的3天。

3．在体温陷落日接受医生的诊察，确认排卵日。

4．想生女孩就要知道排卵日的2天前。准确知道1～2个月前的排卵日很重要。

5．性交日是在基础体温陷落前的阶段，因此，子宫颈管分泌的黏液在阴道内的量还比较少，即使进行伸展度测试也无法伸展。可利用测量阴道内pH值的试纸检查颈管黏液，但pH值应该为6.5～7.0。

6．接近体温陷落日时颈管黏液出现，推测再过2天就是排卵日，按照指导医生的方法进行性交。

7．性交后要禁欲1周，或者用避孕套避孕。

希望生男孩

1．从今天开始，按照指示，正确测量基础体温。

2．1天服用4粒林卡尔。

3．2个月内性交时，一定要使用避孕套避孕。

4．利用基础体温表，尽量知道体温陷落日。同时要注意观察颈管黏液，黏液量增加要填在基础体温表中。

5．不了解体温陷落日的人，尽可能在觉得是排卵日的日子到医院进行颈管黏液的检查，加以确认。

6．服用林卡尔2个月后还要持续服用，在第3个月排卵日时看门诊，利用显微镜确认颈管黏液的结晶。

为了得知准确的排卵日，2个月内要看门诊1～2次，最重要的是，要相信自己所认定的排卵日，与医生通过科学诊断所推测的排卵日是一致的。

此外，即使基础体温表没有出现明显的双相曲线，但发现颈管黏液分泌的巅峰期时也要接受性交日等的指导。

7．放轻松，按照医生的指导进行性交。

8．为了得到较浓的精液，在月经后翌日或2天内进行1次或2次的性交后就要禁欲。只有这样在射精时，才能射出更多有元气的Y精子。

9．如果感觉到受孕，要服用林卡尔，直到经医生确认怀孕为止。

如果中止服用林卡尔5天，必须重新开始，绝不要擅自中止服用。一定要通过医生的诊断，确认以后再中止。

此外，由专门医生检查排卵日的方法是子宫颈管黏液的伸展度测试，以及利用超声诊断装置测定卵泡大小的方法。如果基础体温表和颈管黏液的状态不一致，则优先考虑颈管黏液的状态。

生男生女法最重要的是要准确知道自己的排卵日，

因此一定要规律且正确地测量基础体温。

生男生女法与
生出畸形儿
无关

指导生男生女法的医生每天都会收到很多来信，在1000人中约有98人都会询问关于畸形儿的问题。但结论就是服用林卡尔或使用阴道胶都不必担心畸形儿的问题。到目前为止，还没有发现与此相关的例子。

原本服用林卡尔是为了预防生下无脑儿（没有脑，在分娩后会立刻死亡）。让过去生过无脑儿或脊柱裂儿的女性服用林卡尔，能防止以后怀孕生下畸形儿。林卡尔是一种营养剂，实践证明具有极高的疗效。

此外，阴道胶只是让阴道中的酸性程度产生一些变化的凝胶，成分全是人体中所含的无害物质，并且开发国英国也充分确定其安全性。

据统计，不服用药物且自然分娩而外表畸形（出现在外观上，肉眼能看得出来，如兔唇、多指症等）的婴儿，100人中有1人。此外，1年内还会生下几个内脏畸形（如心脏异常、食管闭锁等）的婴儿。

但染色体异常等的例子，通常情况下，在怀孕初期就会流产，如果经过正常生产过程生下来的胎儿，即使罹患先天性畸形，以现代的医学技术大部分也能治愈。

当然，就目前的实际问题而言，畸形儿的出生并不是不可能，但这与生男生女法绝对没有关系，不要混为一谈。

利用食物法
达到生男
生女的效果

以前，人们提倡利用食物来进行生男生女。

自古以来，民间生男生女的方法以食物为主，即想生男孩，女性要吃碱性食品，男性要多摄取酸性食品；想生女孩，则做法相反。

碱性食品是指食品中所含的钠、钾、钙、镁等含量比磷、硫、氯等更多的食品，如蔬菜、水果等植物性食品占多数。

酸性食品则相反，是指磷、硫、氯等含量比钠、钾、钙、镁等更多的食品，如肉类、蛋类、鱼类等动物性食品占多数。

只吃碱性食品或酸性食品的目的是使体液呈碱性化或酸性化。因为在生男生女法上，保持阴道内的酸碱度决定成功或失败，所以认为体液完全变为酸性或碱性就能得到生男生女的结果，这就是这种食物疗法的根据。但基于营养学和医学的观点，发现这是毫无意义的做法，即体液或血液不会因为食物轻易变为酸性或碱性。

人类的体液经常保持pH值为7.4的弱碱性，而人体即使承受使体液pH值发生变化的力量时，也会自动复原。

例如，摄入体内的食物全都会燃烧，产生二氧化碳，与水反应时会生成碳酸氢离子，这是弱酸性的。做肌肉运动时，乳酸和丙酸会增加，而这也会增加体液的酸性。生物体在体液呈酸性倾向时就会使其还原为碱性，具有使pH值经常保持在7.4的功能。

因此，即使大量摄取酸性食品，体液也不可能变为酸性。

所以阴道内原本是酸性的，为了产生酸性效果，多摄取酸性食品是不合理的做法。即使呈弱碱性的体液，要使其碱性更高，由于阴道内必须防止来自外部的杂菌进入，所以还是会保持酸性。

因此，饮食与体液、阴道内的酸性没有直接关系，在生男生女方面完全不必担心食物的问题。太在意食物的酸碱度，反而容易导致生理周期混乱，使排卵日改变。

最重要的是，不要有"这个不能吃""那个不能吃"的烦恼，要营养均衡，保持健康体质，维持良好状态。

饮食与体液、阴道内的酸性没有直接关系，

在生男生女方面完全不必担心食物的问题。

太在意食物的酸碱度，反而容易导致生理周期混乱，

使排卵日改变。

第

三

章

为什么现在注意到
生男生女

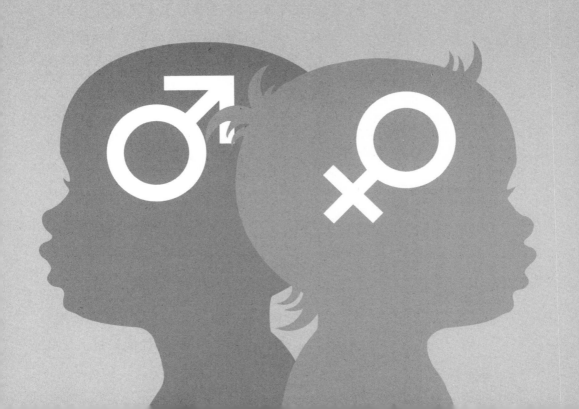

在美国任何人都能轻松尝试的生男生女法

我认为自己的使命是关于"生男生女法"的研究，而且将其视为终生研究的主题之一，现在进入这个领域已经15年了。

在这段时间，产科学的进步更是日新月异。回顾以往，发现都是生男生女研究上的错误试验。

前面也提过，古今中外人类梦想的生男生女，这15年来已经由梦想阶段步入实用阶段，这说法绝不夸张，令人感慨颇深。

此外，在临床上进行生男生女的指导时，我强烈感受到这几年来一般人对生男生女的关注度已经提高了。

例如，美国在生男生女方面比较先进，现在全美各地开设了很多"生男生女医院"，甚至连城镇的药局或超级市场都销售"生男生女配件"，形成一个全国人都能轻松尝试"生男生女法"的环境。

观察这些"生男生女配件"的内容，发现有说明排卵构造和决定排卵日方法的说明书、生男生女法的说明书、用后即丢的体温计，以及卫生纸各放入1个月的分量。在美国这些配件价格适中，并且已经把"生男生女法"当成"家常便饭"，对于这种情形我感到很惊讶。

比美国发展稍迟的是欧洲，例如，在英国1993年也建立了生男生女法的医院。到了1994年3月，医院已经能把精子分离为X精子与Y精子，并利用人工授精的方法帮助产妇成功地诞下了女孩，这尚属首次。

一对已经拥有两个男孩的夫妻来到这家医院，表示希望"第三个孩子是女孩"，他们利用这一技术获得了成功。不过这件事情众说纷纭，引起很大的争论，甚至有来自伦敦的外电。

不过看到此书，相信各位读者已经察觉到了，英国所实行的方法，日本在10年前就已经实行了（帕克尔法）。

除了对于生男生女进行严格限制的德国以外，日本、欧美各国、韩国、中国等，也对"生男生女法"表示关注。

美国在生男生女方面比较先进，现在全美各地开设了很多"生男生女医院"，甚至连城镇的药局或超级市场都销售"生男生女配件"，形成一个全国人都能轻松尝试"生男生女法"的环境。

由于孩子生得少，希望下一个孩子的性别能自己决定

为什么大家对生男生女深表关注呢？

理由之一就是近年来每家生孩子的数量少，因为一般认为孩子两个或3个就足够了，所以充分反映了很多家庭的想法。

以前生七八个孩子或更多的时代，只生男孩或只生女孩的例子非常少。生下的孩子多，当然会有一两个异性的孩子，即借着自然的规律，较容易保持性别的平衡。换句话说，如果只生3个孩子，也许3个都是男孩或者3个都是女孩，但连续五六个都是男孩或女孩的概率非常小。

此外，女性的结婚年龄比以前更晚，或是婚后也没有立刻生孩子而是持续工作。基于这些因素，近年来女性的生产年龄有稍微升高的趋势，使得希望按照自己的计划来决定子女数和性别的夫妻增加了。

现在不像以前一样生很多孩子，因此可能会希望第二个孩子是不同性别的孩子；或是前两个孩子是相同性别时，希望生下来的第三个孩子是不同性别的孩子。

因为子女的数量比较少，所以现代人对于生男生女的关注度提高也是很正常的。希望采用生男生女法，也都能够理解。

到我这儿来接受指导的人已经超过1万人，现在来本院每天还会有4～5人希望采用生男生女法。

我从若干年前看到希望生男生女者，

以此为基础，着手进行生男生女法的研究。最初的关心是持续生下3个或4个女孩，希望下一个生男孩；有的为了继承家业，希望生男孩的夫妻占绝大多数。当然，现在要求"不管生几个，你一定要生男孩"的丈夫或婆婆已经很少了。不过，现在还是有很多人因为职业的缘故，希望生下男孩继承家业。

由于生的孩子较少，因此希望第二个、第三个孩子的性别能够自己决定。

基于这些愿望，希望生男生女者增多了。

现在不像以前一样生很多孩子，

因此可能会希望第二个孩子是不同性别的孩子；

或是前两个孩子是相同性别时，

希望生下来的第三个孩子是不同性别的孩子。

生男生女法可以给家庭带来幸福

不论男孩或女孩，如果能健康地出生，当然最好——这是为人父母的想法。同时，不仅希望只有男孩，也希望有女孩，或是不仅希望有女孩，也希望有男孩，这是为人父母的愿望。也许身为子女也会希望有兄弟姐妹！

现在，实行家庭计划是理所当然的事情，至多生二胎或三胎，进行这种生活设计的夫妻很多。不只是要生下几个孩子，何时要初产、隔几年再生产、一年中何时生比较好等，很多家庭都会提前规划细节。

其中更多人希望生下男、女两种性别的孩子，因此希望采用生男生女法也成为家庭计划之一。

我收到很多希望拥有不同性别子女的人士的来信，他们都充满了喜悦与期盼。

为了满足某些女性希望生下继承家业男孩的愿望，我开始进行生男生女的研究。现在进一步来说这个研究是为了给每个家庭送去幸福，使他们拥有一个充满希望的明天。

生男生女法是为了人类的幸福而研究出来的方法，故此法广受欢迎。我们这些研究者与希望生男生女的人，绝不要忘记这一点。

利用生男生女法避免伴性遗传病

生男生女也具有遗传学的效用。能自由地选择生男生女，就能避免各种伴性遗传病。

伴性遗传即在性染色体上的基因随着性别而遗传的意思。由伴性遗传所引起的代表性疾病，如血友病、红绿色觉异常（色盲）、夜盲症、假性肥大症、肌肉萎缩症等，这些疾病或病情是以遗传的方式传给子女的，但出现在男孩或女孩身上的情形不同，因此可利用生男生女法巧妙、有效地避免伴性遗传病。

以血友病和色觉异常为例来探讨一下伴性遗传病。这些基因都是在X染色体上，但大家都知道，女性不会出现血友病。

女性的性染色体是由2条X染色体形成1对，因此一边的X染色体即使有异常的基因，但只要另一边的X染色体正常，这种异常就不会表现出来。由此例可知，女性即使有潜在血友病的基因，生下男孩时其罹患血友病的概率为50%。而如果生下的是女孩，虽然同样拥有50%的概率会携带血友病的基因，但只是携带而已，不会罹患血友病。

男性的性染色体是1条X染色体与1条Y染色体合为1对，因此，X染色体的异常会直接表现出来。

如果母亲携带伴性遗传的基因，最好

霍纳法则

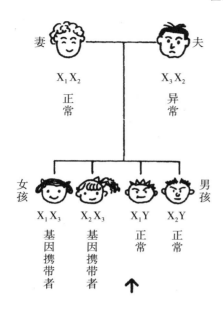

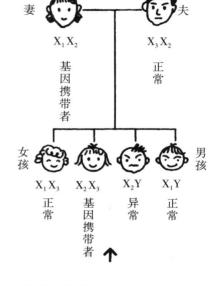

1. 当丈夫色觉异常时，基因不会传给生下的男孩，但可能通过生下的女孩而传给外孙。也就是女孩会成为基因携带者，当这个女孩成为母亲时，生下的男孩50%会出现色觉异常，这就是霍纳法则。

2. 当妻子色觉异常或为血友病的基因携带者时，则生下的男孩50%会出现异常。生下的女孩虽然携带基因的概率为50%，但不会表现出来。上图是两侧的 X_1X_3 与 X_1Y 完全脱离伴性遗传的正常形态。

是生女孩。

　　此外，如果妻子正常，丈夫患有血友病，生下的男孩都是正常的，所以尽可能生下男孩。当然，如果生下的女孩表面是正常的，但一定是潜在的血友病患者。

　　那么色觉异常的情形又如何呢？色觉异常的代表就是红绿色觉异常，一般称为色盲。红绿色觉异常在男性中的出现率为4%～5%。

如果父亲色觉异常，生下的男孩都正常，基因不会直接遗传。但如果生下女孩，则这孩子即使没有色觉异常，也会成为这种基因的携带者，如果这个女孩成为母亲，生下的男孩出现色觉异常的可能性达50%，这就是所谓的霍纳法则（1873年）。因此，色觉异常时，只生男孩不生女孩就不会遗传异常的基因，而且也不会有异常的表现。

已故的铃木宜民——千叶大学名誉教授（眼科）在《日本医事新报》中叙述，只要巧妙地应用生男生女法，就能消除这些遗传的缺点。

他说："色觉异常的基因并没有优劣之分，不过在大学考试时会受到限制，在选择职业时也会受到限制。基于此，要避免把这些基因传给子孙。因此，生男生女是必要的方法。当然，基于家庭计划或人口问题，这也是有意义的做法。就遗传学的观点而言，也是一大课题。"

我和他的意见相同，我认为这是生男生女法的精髓。

伴性遗传即在性染色体上的基因随着性别
而遗传的意思。因此可利用生男生女法巧妙、
有效地避免伴性遗传病。

采用生男生女法，原则上要从第二个孩子开始

希望采用生男生女法以前，不要忘记的是，如果顺其自然，会生下何种性别孩子的概率是50%。

只希望拥有少数子女的夫妻一开始就希望能采用生男生女法，或是一开始只决定生一个孩子，所以希望利用生男生女法而选择孩子的性别。

但在此我想强调的是，即使顺其自然，得到自己想要性别孩子的概率也能达到50%。

进行生男生女法，除了避免性遗传病的目的以外，原则上要从第二个孩子开始。实际上，我本人和由全国妇产科医生所构成的在全国指导生男生女法的SS研究会，都持这种态度。也就是说，第一个孩子顺其自然，从第二个孩子开始想生出与上一个孩子性别不同的孩子时，才接受生男生女法的指导。

进行生男生女法，除了避免性遗传病的目的以外，

原则上要从第二个孩子开始。

采用生男生女法，夫妻一定要充分沟通

在此介绍的"家庭中可以进行的生男生女法"，是一种只要是健康的男女，不论是谁都可以进行的简便方法。但指导的重点是以夫妻间的自然性交为主。

实际问题是，每天早上都要测量基础体温，要填写基础体温表，对于不习惯的人而言，的确是一大负担。

此外，女性的生理非常微妙，对于来自外部的刺激和精神因素都会产生敏感的反应。平常月经顺利的人，遇到担心的事情，或是持续出现烦恼，或是受到很大打击时，月经就失调了，或是为了想瘦而极端减肥，导致营养不良，甚至造成无月经的年轻女性的例子，最近也时有所闻。

平常生理顺调，但一旦决定采用生男生女法，测量基础体温以后反而生理期紊乱，无法确定排卵日的人也不少。

女性身体的规律是由卵巢等生殖器官和性激素，以及脑下垂体等掌管的。而脑下垂体位于间脑的丘脑下部，这里是感情中枢，很容易受到情绪的影响。

女性的生理非常敏感和微妙，在采用生男生女法开始测量基础体温以后，到受孕为止，一定要保持平和的心态。这一点非常重要，相信各位已经了解了。

性交日的确定和禁欲的时期，以及避免计划外怀孕的避孕，还有在确定的日子以一定的方法进行性交等，要在日常生活中实行时，需要很大的努力与忍耐力。

例如，在确定好的日子可能丈夫或妻子要出差，因此就得放弃这一天；或是在确定好的日子进行生男生女的性交，却无法怀孕，因此就得持续避孕，等到1个月以后下一次机会来临时再继续进行生男女法。

所以生男生女法必须夫妻互助合作，而且夫妻的观念要一致才能办到，只靠一方的努力是绝对不可能成功的。

在决定采用生男生女法以前，夫妻俩一定要进行充分沟通。丈夫和妻子要相互理解，理解以后才能采用生男生女法。夫妻俩一定要好好商量，同时遵照本书所写的内容，要过规律、正常的生活，形成健康的生活规律，保持这种心态非常重要。

此外，丈夫要时时留意妻子，维持其情绪的稳定。如果和父母同住，得到家人的协助也是很重要的。

希望向生男生女法挑战，就必须意识到需要忍耐和努力。当然，绝对不能焦躁。如果诚心想要得到男孩或女孩，这也许可以算是一种快乐的努力吧！保持这种心情，才是生男生女法成功的秘诀。

生男生女法必须夫妻互助合作，

而且夫妻的观念要一致才能办到，

只靠一方的努力是绝对不可能成功的。

生男生女
法的指导

我为了让希望生男生女的人了解生男生女的基本事项，而让他们听我的录音带。其内容包括如前所述的与谢特尔兹博士的相遇和当时的状况，还有现在关于生男生女法的概要等，都简单明了地做了说明。

然后我会直接与夫妻面谈20分钟，接受他们的询问。最初的问题是能不能到我的医院来看门诊。在我这儿，有来自全国各地，甚至远从海外到此希望采用生男生女法的夫妻。但我并不因此而感到骄傲，反而让我了解到这么多人有这方面的切身烦恼，因此我会视其居住在何处，指导内容也会有所不同。

能看门诊的人必须观察基础体温表，在接近排卵日的时候，请他到医院进行分泌物的伸展度测试，以及利用显微镜观察结晶，或是利用超声诊断法直接判定排卵日，住处较远的人则不这么做。

可以建议她（他）们去住宅附近的医院请值得信赖的指导医生给予指导，如果无法办到，则必须由本人判定排卵日。这时，当然还要对基础体温表、伸展度测试、中间痛等各种事项加以说明，让其了解并对其进行指导。

此外，为了调查接近排卵日的情形，要进行测试，也要教授她（他）们测试的方法，可以通过尿液来判定。因为从排卵日的24～36小时以前，尿液会发生变化，尿液测试可准确确定排卵日。

如果能亲自到本院，一定要来一趟。如果是在下午2~3点钟来，可以与我交流一下。

能看门诊的人必须观察基础体温表，

在接近排卵日的时候，

请他到医院进行分泌物的伸展度测试，

以及利用显微镜观察结晶，

或是利用超声诊断法直接判定排卵日。

微信扫码

·备孕攻略
·营养推荐
·孕期瑜伽
·孕期百科

人工授精技术的发展

现在日本国内采用的生男生女法，在本书中曾详述过，是在医生的指导下，以自己进行的方法为主导。但在我这儿，有很多人问到有关采用帕克尔法利用人工授精的方法实施生男生女法的问题。有很多人都希望这么做。所谓帕克尔法，即分离丈夫精液中的X精子和Y精子，再注入妻子子宫内的科学方法，并不是利用夫妻间的性交，而是完全依赖医疗技术的生男生女法。

利用帕克尔法而实施的生男生女法，是采用人工授精的方法，而关于人工授精，很多人有错误的想法，在此我要详细说明一下。

所谓人工授精有两种形式，一是把丈夫的精液以人工方式注入妻子子宫内，进行配偶间人工授精（AIH），或是将丈夫以外男性的精液注入妻子子宫内的非配偶间人工授精（AID）。

此外，很多人把人工授精和体外受精混为一谈。所谓体外受精，即从女性的卵巢中取出卵子，放在容器中，与精子结合，成为受精卵，再注入子宫，使其着床，因此与人工授精不同。

人工授精原本是对于不孕症患者采取的方法，使用在生男生女上，则是以继发不孕症的人（以前虽有生产经验，但这一次却无法怀孕）为对象而采取的方法。

此外，经由人工授精的怀孕，很多人会担心生下畸形儿，实际上完全不必担心。

在庆应医院妇产科进行的以不孕症患者为对象的 AID（共 9000 人）的资料显示，比起自然受孕，AID 的畸形发生率比较低。

男性的精液从阴道进入子宫，是自然受孕；而精液直接注入子宫，则是人工授精。因此，精液进入子宫，基本上是不变的原则，所以不可能是畸形的原因。

利用帕克尔法的生男生女法，是把精子放入帕克尔液中，置于离心分离器中，分离出 X 精子与 Y 精子，使畸形的精子、较弱的精子、死去的精子等与正常的精子分离。因此，生下异常儿的可能性与普通的受精相比，反而更少。

帕克尔法原本是因为男性精子减少症而导致不孕症的治疗方法。1986 年 5 月已公开发表有 6 例使用这种方法生下女孩。利用医疗技术生男生女引起很大的争论，相信大家记忆犹新。很多反对的声音认为，这是"违反自然的规律""是脱离医疗范围的行为"。因此，当时的日本妇产科学会认为，利用帕克尔法的生男生女法，是以"避免严重伴性遗传病"为目的而进行的方法，即便到现在仍然是这种原则。

所谓人工授精有两种形式，一是把丈夫的精液以人工方式注入妻子子宫内，进行配偶间人工授精（AIH），或是将丈夫以外男性的精液注入妻子子宫内的非配偶间人工授精（AID）。

生男生女法要在充满夫妻情爱的气氛中进行

为了生男生女而采取人工授精时，要按照生男生女法的指导原则，以前生过孩子而下一胎以想要选择胎儿的性别为目的，即使不断努力却无法好好怀孕的人而进行的方法。

其顺序就是女性要先正确测量基础体温，确定排卵日，在排卵日当天取丈夫的精液，直接注入子宫。

听我这么说，也许大家会认为受孕的成功率很高，可是却出人意料，非常低，尤其是第一次的受孕率非常低。根据以往的资料显示，进行5~6次的人工授精方能怀孕的例子比较多。

据某项资料统计，人工授精的受孕率以 AID 而言为40%，AIH 则稍微高一些。

也就是说，采用注入健康年轻男性有元气精液的 AID，在100人中有60人不会受孕。

为什么受孕率这么低呢？当然有各种理由，而最大的原因是，接受者的性反应不够成熟。

接受人工授精时，要躺在坚硬的检诊台上，张开双腿，而且要用冰冷金属性的窥阴器扩张阴道，还要插入金属棒。因人而异，虽然有些差距，但相信不可避免地都会产生一些精神上的不快。

不会觉得疼痛，也没有气氛或快感，

反而有一种强烈的恐惧，因此一定要下定决心再这么做。

夫妻间的自然性交是温暖的，人体肌肤与肌肤的紧密结合，在充满爱意的空间中，互相爱抚，互相刺激，双方都能提高快感而达成。因此，能使得女性的促性腺激素大量分泌，营造一个容易受孕的环境。

但人工授精是把男性的精液以机械、物理的方式注入子宫，因此生物体的性反应不成熟。

由此可知，生男生女法应该在充满夫妻情爱的家庭中实行，这样成功的概率会提高。

生殖、生命的诞生是多么神秘！

为了生男生女而采取的人工授精时，

女性要先正确测量基础体温，确定排卵日，

在排卵日当天取丈夫的精液，直接注入子宫。

第
四
章

当今养育子女的
情形

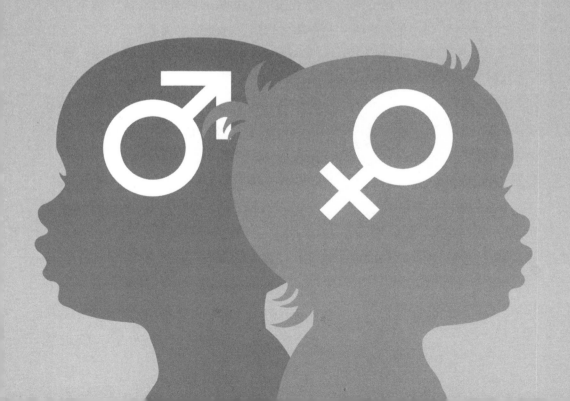

生男生女法
无法达到
100%的效果

经常有人问我："生男生女法能达到100%的效果吗？"遗憾的是，目前的答案是"否"。最近根据我院的资料，生男孩的概率为81%，生女孩的概率为80%。如果10个人接受生男生女法，会有1~2人不成功。

有的人想要生男孩，却忘了服用林卡尔，然而却非常幸运，按照其希望成功地生下了男孩。有的人按照我的指导，调整到完美的条件，虽然怀孕了，却没有生下期待性别的孩子。关于这一点，我一定要坦白地告知采用生男生女法的人，不管生下何种性别的孩子，生下来以后，一定要给予孩子爱并负起养育的责任。确认了这个事实以后，才能谈生男生女。

即使不是自己期待性别的孩子，终归是自己的孩子，这一点是不会改变的。而且不管生下何种性别的孩子，如果没有自信可以爱他、养育他，请不要向生男生女法挑战。

比较幸运的是，大家都能了解这一点，所以到目前为止，都没有产生任何的不满或麻烦。

1986年SS研究会进行了基于2000份调查问卷的调查研究，其中问道："生男生女法无法达到100%的效果，对此你有何看法呢？"认为"无可奈何"的人占77.9%，认为"会造成困扰"者占22.1％。

在回答"无可奈何"的理由中，有的意见是"如果能够达到100％的效果，那么一定会有很多人轻易地采取生男生女法，这样会导致人口比例产生很大的变化。而有10％左右的误差说明，顺其自然是比较健全的方法。这样一来，真的想要实施的人才可以进行"。

此外，在问卷调查中，不成功的人说："服用林卡尔6个月却失败了，对于生男生女的准确率感到疑惑，但我愿意做第二次尝试。

"虽然使用生男生女法失败了，但丈夫很疼爱第三个女儿，已经尽力而为了，没什么好抱怨的了。

"没能如愿以偿，确实有点儿遗憾，但还是要努力地育儿。

"这一次以祈祷'生女孩'的心情来迎接第三个孩子的出生。但生出来的却是可爱的小男孩。老实说，我真的是深受打击。不过，一直怨天尤人对生下的孩子是不公平的，因此，和丈夫商量好这将是我们的最后一胎。"

听到这些心声，我们更应努力提升生男生女的成功率。

在喜悦、成功的背后，当然还是有一些不成功、遗憾的例子。然而，即使不成功，也要尽为人父母的责任。在考虑生男生女法时，一定要了解这一点。

科学绝不是万能的。即使在生男生女法取得进展的现代，关于生男生女法，仍有许多有待阐明的部分，相信通过不断研究，以后会有更进一步的了解。我将其视为自己的使命，我会不断地努力。

此外，科学绝对无法超越人类，只不过是帮助人类得到幸福的一种手段罢了。是否要活用科学，由你自己决定。

希望采用生男生女法的人中80%想要"生女孩"

我开始指导生男生女法时，前来商量的女性几乎都是希望"生男孩"。

当时，还根深蒂固地残留着"家族"的意识，希望生个男孩来继承家业，也反映出丈夫和婆婆等人的想法。

不过，近几年来事态大为转变。最近前来拜访的夫妻，事实上80%都是希望"生女孩"。

关于这一类诉说"生女孩"志向的传闻还有很多。现代的母亲，已经由母亲和女儿的纵关系而转变成女友或朋友的横关系，这种倾向十分明显。

老实说，希望生女孩的人这么多，连我都觉得不可思议。

想生女孩的理由是"女孩很可爱""到了六七岁时能够和妈妈聊天"，这是最常见的理由。10人之中一定有1~2人会说："女孩较会照顾年迈的父母。"

总之，现在的父母认为"儿子结婚以后心就向着媳妇""老了与其靠儿媳，倒不如靠自己的亲生女儿"。

随着少产、少死、老龄化社会的到来，不断增加的老年人问题使得"在宅医疗""家庭看护"问题的重要性日益受人重视。目前的父母考虑老了后的问题想要"生女孩"。也就是在目前这个时代，似乎认为家庭的负责人是女性。

总之，女性积极地投入社会，女性充满活力地生存着，是父母感到欣慰的事情。

在实施生男生女法的过程中，也让我感受到时代的发展和变化。

想生女孩的理由是"女孩很可爱"

"到了六七岁时能够和妈妈聊天"，这是最常见的理由。

10人之中一定有1～2人会说：

"女孩较会照顾年迈的父母。"

父母是孩子的
第一任老师

"希望女儿能够照顾年迈的父母"，这是因为不相信儿媳，但女儿是否真的能照顾自己的父母？生了女孩是否就高枕无忧了呢？

随着老龄化社会的到来，64岁以下的人，每3人就必须照顾1位老人，而这3人之中，也包括14岁以下的孩子。因此，工作的人的确肩负重担。

现在的家庭多半只生一两个孩子，至多3个，几乎所有孩子都是长子或是长女。如果这种情况持续下去，我想要照顾老人就不分男女了。

提及父母的养老问题，今后已经不再以生男生女的价值判断来养育子女了。最重要的是，孩子本身成长的情形如何。

有人说"父母是孩子的第一任老师"，也有人说"子女是反映父母的镜子"。这些说法国内外通用。

父母的生活态度与行为，在不知不觉中影响着子女。孩子们观察父母的日常生活，学习大人的行动方式、想法与感受。

即使是无法理解父母语言的婴儿也是一样，充分运用五感，对父母的行动表示关心，会一直凝视，吸收这一切而成长。渐渐地，利用模仿的方式学习各种生活技能，成为一个真正的大人。

因此，父母本身所采取的生活方式，

与孩子长大所拥有的生活模式，都是息息相关的。为了培养优秀的孩子，作为父母本身应该拥有正确的心态与体贴之心。

如果希望自己老了之后孩子能照顾自己，那么自己也要体贴照顾夫妻双方的父母。你对待自己父母的方式，子女也会予以模仿，甚至在寻求伴侣时也不例外。

养育子女不可怠忽，事实上，子女是认真地看着父母生活的态度而成长的。

养育子女就好像在使自己成长一样。

如果希望自己老了之后孩子能照顾自己，

那么自己也要体贴照顾夫妻双方的父母。

你对待自己父母的方式，子女也会予以模仿，

甚至在寻求伴侣时也不例外。

像男孩，
像女孩

刚出生的婴儿，很难从外观上分辨男孩、女孩。在呱呱坠地的同时，我们只能从性器官来分辨男女。

前面也提及，男孩与女孩的不同，从生物学的角度来看，就是性染色体的不同。比如女孩没有Y染色体，所以通常不会表现出像男孩的样子。

在怀孕初期，Y染色体会下达"制造睾丸"的命令，令男孩长出睾丸。在怀孕4～5个月时，睾丸开始分泌男性激素——雄激素。根据京都大学名誉教授大岛清的说法，受雄激素的影响，男孩的大脑会逐渐变化为"男孩"。在胎内的大脑，最初全都是女孩的脑形，而男孩会被改造。

根据最近的研究，决定"像男孩""像女孩"的因素并不只是天生的诱因而已，父母的养育方式及周围的环境也会对孩子造成影响。第一阶段在母亲体内受到激素的影响。从出生到5岁为止的第二阶段，父母的养育方式会对子女造成很大的影响。

所谓"像男孩""像女孩"，虽然具有先天的因素，但也会因环境而发生变化，而且事实上，现在已经明白后天的教养方式才是决定性的因素。

从日常生活来看，我们知道即使父母没有下意识要这么做，但通常对男孩与女孩都是采取不同的教育态度。对男孩会说：

"你要大胆、勇敢地去做，不要畏首畏尾的。"对于女孩则会说："要温柔、宽厚、优雅，认真处理自己周围的事情。"

父母对待子女方式的不同，当然也会反映在子女的态度与行动上。

即使不是严肃的教育态度，从孩提时代开始，大人总喜欢个性活泼的男孩，而知道这一点的男孩，就会强化自己的行动，令自己更像男孩。

女孩只要她们穿上美丽的衣服，绑上漂亮的丝带，大人就会加以称赞，而使她变得喜欢这一类的衣服与饰品。

在玩具给予方面，男孩会得到小汽车，女孩则会得到洋娃娃。男孩会从事一些好动的游戏，而女孩则会玩一些安静的游戏，这是一般父母所期待的。也就是父母在无意识中，将"像男孩""像女孩"的观念反映在子女的身上。

这种情形日积月累，最后就会塑造出孩子像男孩或像女孩的行为了。

所谓"像男孩""像女孩"，虽然具有先天的因素，

但也会因环境而发生变化，而且事实上，

现在已经明白后天的教养方式才是决定性的因素。

不论性别，重视孩子的纯真最为重要

在孩提时代，原本并不明显的由男女性别所造成的环境的不同，随着孩子的成长而不断地扩大。此外，朋友、附近的大人、学校的老师等，随着接触越来越多的人，渐渐地，就会有很多"像男孩""像女孩"的限制出现。

"你是男孩？""你是女孩？"或"既然是男孩""既然是女孩"，这些周围的反应会使孩子出现"像男孩"或"像女孩"的行为。

虽说男女平等，不过在整个社会中仍然男女有别。

可是这种"像男孩""像女孩"的执着，应该只存在于成人身上。

事实上，仍然存在着一些不符合以往社会观念的表现。例如，虽是男孩，却固执、爱哭；虽是女孩，却爱踢足球；或是有些女性善于做工，当然也有一些男性喜欢做家务。

在此，我不是想讨论这种男女性别的意识到底是对是错，我只是希望今后在教养子女方面，能够摆脱"你是男孩""你是女孩"的束缚，必须重视孩子的纯真并加以教养。

如何发现孩子本身具有的力量——这应该是父母及其周围人关注的问题。

不要执着于"是男孩""是女孩"，而

应该要创建一个能够让这个孩子充分发挥个性的环境。

现在社会对以往的男女观念有不同的看法，"因为是男孩""因为是女孩"的观念已经逐渐淡化，在学历、工作能力等观念逐渐改变的今天，最重要的是要拥有"自己的个性"。

为了创造孩子"自己的个性"，父母要尽量配合，这将是今后养育子女的基本状态。

不要执着于"是男孩""是女孩"，

而应该要创建一个能够让这个孩子充分发挥个性的环境。

培养能独立思考或行动的聪明女孩

当今女性的生存方式与以往相比发生了极大的变化。

现在的女性是能自如地采取行动的人。当然，男性也不例外。现在已不再是只要培养一个温柔、乖巧的女孩，使她成为一个幸福的妻子就够了的时代。

而且现在也不用担心"女孩嫁不出去了"，因为现在堪称一个男孩不容易结婚的时代。理由是50岁以下男性的绝对数比女性多5%，也就是说女性不想结婚了。根据寿险文化中心在1992年所制定的"关于女性的生活意识的调查"显示，25~29岁的单身职业女性54%都认为"希望女性也能够工作一生"，31%则认为"只要能经济独立，就不需要结婚"。

另外，根据其他调查显示，75%的单身职业女性认为"家务的分担必须互助合作，希望和能让自己持续工作的男性结婚"。

这些调查结果表明，并不是女性不想结婚，问题在于男性的家庭观念。很多女性不再认为结婚是找一个"长期饭票"，而希望拥有自己的事业，即使因为生产而暂时停职，也希望能再回到工作岗位上，希望能与和自己想法共鸣的男性结婚，通俗来讲，女性并不是不想结婚，而是找不到合适的结婚对象。

因此，如果男性不能配合她们的想法，恐怕不易消除男性结婚困难的问题。

女性不仅是和男性对等努力就够了，在家庭生活与生儿育女方面，也要与男性分工合作。女性为了生产而失去一些属于自己的时间，因此，往往会产生一些烦恼与问题。

最重要的就是，在广阔的世界掌握自己的人生，了解什么对自己而言是最重要的。希望各位能培养出独立思考这些问题并付诸行动的聪明女孩！

现在的女性是能自如地采取行动的人。

女性不仅是和男性对等努力就够了，

在家庭生活与生儿育女方面，也要与男性分工合作。

兄弟姐妹关系是人际关系的第一步

进行生男生女法的指导要从第二个孩子开始，这是包括我在内的SS研究会指导医生的基本原则。

日本厚生省以前对于生男生女法曾表示完全没有问题，不过，现在基于少产的情况，对于第二个孩子以后才实行生男生女法的做法也表现出积极的态度。

就基本原则而言，很显然，该对夫妇应该已经有两三个孩子了，也就是说孩子之间有兄弟姐妹，而兄弟姐妹本身就有其意义。

对孩子而言，兄弟姐妹的关系已经是从亲子关系的保护侧与被保护侧的单纯关系，变为更具广泛意义的人际关系。

这个广泛意义中的人际关系，包括上下关系、平等关系，就好像人类社会中的各阶层或各阶级一样。孩子在这些关系中，会体会到喜、怒、哀、乐等各种感情，拥有共同的心境，积累各种经验。兄弟姐妹的关系堪称人际关系最初的训练中心。

随着成长，我们会遇到很多人，例如，在附近的公园、幼儿园、学校等处，会遇到一些人，而这些相遇全都是人际关系的"训练场"。如果有兄弟姐妹，很多时间是一起度过的，由此就能自然地积累许多人际关系的经验。

兄弟姐妹的关系，具有因为年龄差而

造成的纵关系或是玩耍对象、朋友等横关系等各种要素。

此外，有兄弟姐妹的孩子，不必经过大人的教导，也能了解大人和孩子各方面的不同，可以通过兄弟姐妹了解儿童世界的想法、感受与行为方式。

大部分有兄弟姐妹的孩子都能较早地了解和孩子们一起玩耍的方法，大部分孩子都能顺利地与朋友玩，会吵架，也会互助合作，因此，孩子渐渐地培养出协调性与社会性，建立除了兄弟姐妹以外的朋友关系。

关于人际关系的训练，很多母亲可能会教导子女多忍耐，但最重要的是，要让孩子发现自我的存在。

孩子在无意识中，借着与周围家人的关系了解自我、培养自我，这也是拜兄弟姐妹所赐。例如，就孩子的眼光来看，父母与自己绝对不是对等的存在，父母是保护自己的存在，不过，自己与兄弟姐妹的立场和力量则大致相同，堪称与自己非常接近的存在，却仍然有些许差距。察觉到这一点之后，就能够慢慢地发现自我、认识自我。有了对手的存在，才能够发现自我，对自己的要求增加。借着与他人的交往，才能培养出自我的力量。

以兄弟姐妹的关系为线索而发现自我，更进一步地了解自己与他人的关系，这样能使孩子的心理大幅地成长。而兄弟姐妹关系的最大优点就在于此。

例如，怕生的独生子，如果为他生一个弟弟或妹妹，他就不会怕生了，这种例子时有所闻。当然，其遇到的不完全都是好事，但这些经历对孩子而言都是宝贵的体验。

使孩子的
心灵能
健康地成长

很多两三岁的孩子，当父母为他们生下弟弟或妹妹时，他们就会变得爱撒娇或吃醋，令母亲感到很困扰。

不过，仔细观察后发现，较大的孩子不会一直都对自己的弟弟或妹妹充满敌意，有时也会疼爱、关心弟弟或妹妹。

这是因为他们仍有"以前母亲都是为自己所独占"的情绪，因此会一边观察父母的脸色，一边来展现一些行动。

所以孩子在小时候就拥有"爱""恨"这两种不同的情绪。在反复得到一些经验后，孩子渐渐地了解到自己与母亲和兄弟姐妹的关系。

换句话说，他开始学会了忍耐。学习这种情绪也是很重要的。

那么，对于弟弟或妹妹而言，到底具有哪些作用呢？

即使不能在一起玩儿，婴儿或幼儿也会对对方感兴趣，觉得对方就像照着自己的镜子一样。

"和自己好像啊，但又有点不一样。好像在做一些有趣的事情，不过，他们到底在做些什么呢？"也许会出现这样的感觉。

这种感觉并不是兄弟姐妹中年龄更小的孩子所特有的，年龄接近的兄弟姐妹之间也会互相模仿对方的行为，把对方当成镜子。这时的兄弟姐妹就会成为自己行动练习的陪伴者，同时也是活生生的感情冲突的训练者。体验与父母的关系完全不同的自己以外的另一种存在，无疑能极大丰富子女的内心世界。

孩子在小时候就拥有"爱""恨"这两种不同的情绪，

因此会一边观察父母的脸色，

一边来展现一些行动。

对于生男生女法的
疑问与不安

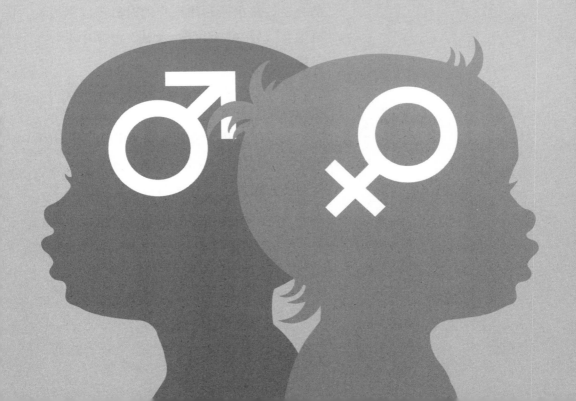

生男生女
法的历史

Q：生男生女法始于何时？现在所实践的方法是不是学术界所公认的方法？

A：生男生女法最早可追溯到古希腊的亚里士多德时代，当然也掺杂着很多迷信、传说或占卜。生男生女对人类来说，是永远的愿望。

近些年来，生男生女才开始以科学的方式加以进行。美国的生殖生理学家谢特尔兹博士，在1960年用位相差显微镜发现两种具有不同形状的精子，得到了决定性别的线索。

后来，博士观察两种精子的活动状态，同时，基于女性生理规律与阴道内酸碱度的关系，提出"利用性交的时机可以生男或生女"，并在《生男生女法》一书中进行了阐述。

在日本，生男生女法就是采用谢特尔兹的理论。此外，还加入日本独创的林卡尔，确立了生男生女法。有人称为"杉山方式"，我自己并不是首创者，而是听了包括谢特尔兹博士、饭冢名誉教授等诸多学者与研究者的意见，查询了很多资料，基于临床研究而进行实践指导。

现在，聚集全国开业医生进行生男生女法共同研究的就是"性别事前选择法研究会"，简称SS研究会。

生男生女的
理由

Q：大家都希望能实现生男生女法。有没有要防止遗传等特别的理由才进行的呢？

A：生男生女法原来的目的是避免色觉异常、血友病等伴性遗传病而产生的。

所谓伴性遗传，就是传递遗传的基因在性染色体上，因男女的不同，传递的方式也不同。伴性遗传病有数百种，代表疾病包括色觉异常与血友病，而其基因在 X 染色体上。如果是血友病，例如母亲携带这种基因，则生下男孩血友病的罹患率为 50%，生下女孩，虽然携带基因的概率为 50%，但疾病不会表面化。因此，如果母亲是伴性遗传基因的携带者，则最好生女孩。此外，根据著名的霍纳法则，色觉异常时，只生男孩，不生女孩，就能完全消除异常的遗传。

因此，生男生女法原本是为了减少因为遗传而导致的不幸。基于这个目的，从第一个孩子开始就可以采用生男生女法。

既然世间有男女两种性别，当然有些夫妻希望生男或生女。所以除了避免遗传病的目的以外，原则上"第一个孩子顺其自然，从第二个孩子开始采用生男生女法"。

Q：希望采用生男生女法者大多是哪些人？我结婚较迟，决定生两个孩子，可否从第一个孩子就开始采用生男生女法呢？

A：最常见的例子是前两个孩子都是同样的性别，希望第三个孩子是不同的性别。现代人所生的孩子少，因此当然会有想生男孩或生女孩的想法。虽然继承家业的意识已比较淡薄，但仍有一些，这是第二种情况。

此外，基于年龄或其他的因素，有的人希望从第一个孩子就开始采用生男生女法。不过，医生都希望原则上从第二个孩子开始才采用生男生女法。想要第一个孩子就采用生男生女法，必须以有伴性遗传因素为前提。

此外，"有的人血糖稍高，不能生太多的孩子。可否从第一个孩子就开始采用生男生女法呢？""因为 Rh 阴性血型不合的问题，据说第一胎不用担心，不过能否采用生男生女法呢？""去除一边的卵巢，受孕率较低，希望能生个女孩。"像这些情形，当然怀孕、生产本身的经过和处置都很重要，生男生女是次要问题。

如果只能生一个孩子，同时希望生个男孩继承家业，这时就需要仔细思考了，但实际上这种情况并不多。

Q：晚婚的我，即使怀孕也是高龄生产。是否最好不要采用生男生女法呢？

A：一般而言，超过35岁生产称为高龄生产。如果第一胎在30岁左右生产，也被视为高龄生产。

生产年龄超高的话，子宫颈管与阴道壁的组织发生变化，即使在怀孕中也不会柔软，在分娩时产道的伸展度不佳，阵痛微弱，分娩时间拉长，导致难产率较高。因此，胎儿就会处于危险状态，需要进行剖宫产。

此外，随着孕妇年龄的增加，容易罹患妊娠中毒症，而且容易生下早产儿、低体重儿或唐氏综合征儿童等先天性异常儿。

所以高龄生产会出现上述危险。同时，一直为生男生女的问题而烦恼，也会对母体与胎儿造成不良的影响。

如果是高龄产妇，最好是自然生产。

不过，随着医疗的进步，即使高龄生产，也能平安地生下健康宝宝。要采用生男生女法，可以和医生保持密切的联络，必要时可以接受超声检查。

即使是剖宫产，因为麻醉技术的进步，也不必担心其危险性。但由于腹部会受损，因此下一胎剖宫产的概率也较高。

所谓伴性遗传，就是传递遗传的基因在性染色体上，

因男女的不同，传递的方式也不同。

实践生男生女法

Q：朋友光靠服用林卡尔就生下了男孩。林卡尔到底有多大的效果？是否很容易买到呢？

A：前面已经提及，原本林卡尔是为了预防曾经生下水脑症或脊柱裂儿的人再生下这一类畸形儿而研制的药物，是孕妇所使用的营养剂。但使用之后发现生下的39人都是正常儿，而且都是男孩。这作为案例记载于1960年东京医科齿科大学教授田中克己（人类遗传学教授）发表的论文《探索先天畸形儿的成因》。

大阪贝冢医院的井手辰夫博士，让"想生男孩"的人服用林卡尔。几十年来，生男孩的成功率高达90.4%。

而且并没有进行性交时机等的指导，只是服用林卡尔而已，就呈现了这个数据。

因此，先是服用林卡尔，生下男孩的概率的确很高。我所指导的希望生男孩的人中，如果排卵日不明确，也不知道何时进行性交较妥，则在服用林卡尔之后，多半会生下男孩。不过，若想确实地得到效果，建议患者最好并用谢特尔兹理论（性交的时机）。

林卡尔是由日本的SS研究会负责为希望生男生女的人所开出的处方，因此，也可以向我或各指导医生咨询购买。

Q：以前听人说想生女孩就吃酸性食品，想生男孩就吃碱性食品。真的是这样吗？

A：利用食物来实践生男生女的方法之中，以特米沙瓦式食品管理法最为著名。内容是"如果要生女孩，就在排卵日的2周前妻子摄取酸性食品，丈夫摄取碱性食品。如果想生男孩，就在排卵日的2周前妻子摄取碱性食品，丈夫摄取酸性食品"。即借着食品来改变体液的pH值。事实上，滨松的医生，就是著名的蛎崎要博士（已故），利用此方法，结果得到87％的成功率。

但现在的营养学认为，体液的pH值无法借由食物而改变。通常，体液为弱碱性（pH值为7.4左右），人体在体液稍微呈现酸性时，就会借着肾脏等控制装置发挥作用，排泄多余的物质。因此，即使摄取酸性食品，体液也不会成为酸性。而阴道内和子宫内的pH值会因生理周期而发生变化，不会受食物内容的影响。

不要在意酸性食品还是碱性食品，要考虑营养均衡的健康生活。

Q：丈夫不赞成采用生男生女法。但我希望第二胎能生下男孩，该怎么办呢？

A：采用生男生女法一定要夫妻间互助合作、同心协力才能实现。仅是单方面的希望，即使努力，也很难达成。决定采用生男生女法之前，夫妻二人一定要认真地商量，达成共识，这是最重要的。如果丈夫不同意，就不要采用这种方法。

顺其自然，也有50％生下男孩的概率，绝对不要勉强。

不要因为和丈夫意见不合而心有不满。毕竟家庭幸福才是最重要的，否则就会违反生男生女法的目的。凡事要深思熟虑。

Q：我是一个4岁男孩的母亲。邻居们也多半生男孩，大家都担心现在这个时代男孩结婚难。虽然这只是闲谈，但如果能自由地采用生男生女法，将来会不会导致男女平衡失调？

A：世界上的男女人口比是105∶100，大致保持一比一的平衡状态。谢特尔兹博士发表生男生女理论之际，人口学者因"采用生男生女法，先生男孩，就会破坏一比一的平衡"而反对。

当时，希望生男孩的人较多，毕竟只有少数人想要采用生男生女法，而且在医生的指导下，采用生男生女法生出的孩子，男女数目大致相同。即使是现在，希望采用生男生女法的人也多半是连续生了两个男孩以后想要生个女孩，或者第一胎是女孩，第二胎想要生个男孩，也就是希望拥有不同性别的孩子。这样的例子占多数。没有人只想要3个男孩而采用这种方法。

由这个实例可以知道，绝对不会破坏男女平衡，性本身还是十分神秘的。

Q：我想采用生男生女法尽早得到孩子。开始采用生男生女法以后，大致要经过多久会怀孕？如何制订计划较好呢？

A：采用生男生女法的首要条件就是要确认排卵日。如果在考虑采用生男生女法之前就测量基础体温则另当别论。否则，如果是先从测量基础体温开始，仅仅是测定就需要花3～4个月的时间。

想生男孩，在这段时间内至少要服用林卡尔3个月。快者大概要到第4个月的排卵日或排卵日的2～3天前才能当成性交预定日。如果运气好，一次就能怀孕。不过，通常是在一年内受孕。

然而，这是指比较顺利的情形，如果生理不顺，仅是在测量基础体温的阶段要花6个月以上的时间。

生男生女法一定要循序渐进地实行。夫妻之间一定要好好地商量，别操之过急。即使不顺利，也不要郁郁寡欢，这样反而会使生理规律混乱，排卵期不顺，无法成功受孕。一定要以悠闲的心态踏出第一步。

Q：我刚生下一女，希望下一胎生男孩，从什么时候开始采用生男生女法较好呢？

A：不要太急，等一年吧！才生下这个孩子，如果第二年又生下一个，在育儿方面是非常辛苦的。首先是哺乳的问题。哺乳本身对母体而言会造成很大的负担，因此，前一个孩子的哺乳期结束，等母体恢复健康状态以后，再考虑生男生女法吧！

根据我的经验，第一个孩子为女孩时，如果马上又怀孕，可能还会生下女孩，至少要一年完全避孕，再向生男生女法挑战。

Q：到目前为止，我一直使用避孕药避孕，突然想生第三个孩子，而且希望生个女孩，那么可以立刻采用生男生女法吗？

A：决定采用生男生女法，要立即停止服用避孕药。避孕药是调整激素使女性的身体一直保持怀孕状态而不会排卵的药物，如此一来，即使测量基础体温也毫无意义了。

如果停止服用避孕药，会立刻怀孕，即使不采用生男生女法，至少也要隔3个月，让激素恢复至自然分泌，而且要确认规律的排卵之后再采用生男生女法，这是比较安全的做法。

一般而言，开始采用生男生女法时，大都是出现月经，知道没有怀孕以后再开始实行的。首先，为了在预定受孕日能确实怀孕，这段时间一定要避孕，并且最好是利用避孕套来避孕。

Q：第二胎我想生男孩而采用生男生女法，但一直无法怀孕，是否身体出现异常呢？

A：即使基于特定的排卵日而决定性交日，也不见得一次就能顺利地怀孕。下个月还可以再接受挑战，勿操之过急，保持轻松的心态最为重要。

采用生男生女法时，受孕率有降低的倾向。一年之后，有的人想要放弃时却怀孕了，这种例子屡见不鲜。如果一直等待"排卵日是今天或明天吧"，就会给自己带来很大的压力。只是注意形式的性交，会抑制受孕的激素——促性腺激素的分泌。

即使我一再地鼓励"要放松"，但也不易做到，因此，最好当天能改变一下房间的气氛，以悠闲的心情，沉浸在丈夫的情爱之中，进行快乐的性交。人类的性生活和受孕，是笼罩在超越医疗的神秘面纱中的。

Q：据说想要生男孩时，要在性交预定日的前5天禁欲。理由是什么？

A：为了尽量增加有元气的Y精子数，将其送入子宫，确实受孕，才有此说法的出现。

采取避孕措施进行性交，或利用自慰的方式进行射精，到要实施生男生女法的性交预定日，射精量减少，而且精子的威力也会减弱。

此外，在前一晚进行性交时，第二天晚上精子数会减半，而且Y精子数减少，很难怀孕。

不过，如果禁欲时间更长，Y精子量就会增加且更有元气吗？这也是错误的想法。因为精液积存太多，精子和精液的制造力减退，结果会积存怀孕能力较少的老旧精子。

根据我的实验和研究结果，发现在月经后进行一次性交，过2天后再进行一次性交后就要禁欲，即禁欲4~5天以后再射精，就能达到容易受孕的精液量，而且精子数、精子的活动也比较适当。虽然只有一天的差距，但不必过于在意。

Q：如果想生女孩，在月经结束到性交预定日为止，每隔2天进行一次性交，理由为何？丈夫说他没有这种时间和精力怎么办？

A："制造"女孩的X精子与"制造"男孩的Y精子两者加以比较时，Y精子的数目为X精子的2倍左右。为了减少Y精子的数目，使其活动迟钝，因此隔2～3天进行一次性交，到了受孕预定日时，就能减少一次的射精量。

射精量一旦减少，Y精子数就会减少，且丧失活动力，X精子具有抵抗力、持久力，因此充满元气。

采用生男生女法而成功生下女孩的人，大都是每隔2～3天进行一次性交。不必定期进行，一周进行2～3次性交也无妨。但在这段时间内要严格避孕，告诉丈夫这一切，请求他的协助。

Q：如果要生下男孩，则在排卵日进行性交，在哪一个时间段较好呢？如果早上知道当天是排卵日，立刻进行性交可以吗？

A：性交的时间，据说夜晚的受孕率比较高，因此，人工授精的时间也选择夜晚。但想要生男孩时，也有人认为在排卵之后早晨颈管黏液的碱性较高，是性交的理想时间。总之，不孕学界有各种不同的说法。

不过，"觉得体温下降而进行性交，结果第二天体温又下降而吓了一跳"，这种例子时有所闻。如果知道可能是排卵日的话，首先去拜访指导医生，以科学的方法确定是否为排卵日，到当天晚上进行性交，这才是比较稳妥的做法。不过，有时办不到，因此，平常可以借着颈管黏液的伸展度测试等，充分掌握排卵状态。

如果丈夫晚归，当天不能进行性交，由于卵子能生存2～3天，故第二天早上进行性交也无妨。

Q：有两个女儿，我想可能是因为我的体质不易感受到高潮吧！希望这一次能生个男孩。像我这样的体质，有机会生男孩吗？

A：生男孩的重要条件是"妻子要感受到强烈的高潮，在前戏时要多花一点时间"。这是因为女性通过性交而产生强烈的快感时，子宫颈管会分泌大量的碱性黏液所致。在这种环境下，X精子与Y精子都容易活动，不过，Y精子的活动更旺盛，与卵子结合的机会更多。

妻子如果能得到2～3次高潮，对Y精子而言是绝佳的环境。

但也并不是说非要达到高潮，只要能享受到快感即可。

即使没有快感，在排卵日性交时进行深插入再射精，也极可能生下男孩。

很多人担心"我没有感觉"，其实不要过于在意，否则会因为神经质而压抑快感。

Q：想要生女孩时，最好进行浅插入。但如果这么做，丈夫却很难射精，怎么办？

A：所谓浅插入，是指男性性器龟头插入阴道入口附近。可以利用侧卧位或伸长位的体位来进行。

如果丈夫这时不易射精，则妻子可以刺激丈夫的性敏感区。

希望生男孩，条件是丈夫要深插入。但男性性器龟头的前端要尽量深地插入子宫颈部再射精。为了帮助丈夫的插入，可采用后背位或屈曲位的体位，这样较能轻松办到。这时，也要在前戏上下点功夫，以轻松的心情进行性交。

Q：如果想生女孩，"妻子就不能够享受快感"，我非常敏感，现在有两个男孩，想要生女孩。我能使用粉红胶吗？

A：想生女孩的重点是，"丈夫在妻子尚未感受到高潮之前就要射精"。也就是女性兴奋而享有快感时，子宫颈管会分泌强碱性黏液，使得之前努力酸性化的阴道内部被中和而呈现碱性。

不过，这具有个体差异。既然使用粉红胶，在脑海中想着"不可太敏感"，在这样的情况下感受到快感也不会产生问题。

粉红胶的pH值为7.1左右。事实上，就算周围出现碱性物质，其也能调节酸碱度，使pH值呈现7.1左右的弱碱性。通常，颈管黏液为pH值7.8左右的碱性。如果使用粉红胶，就能使其变化为酸性。

Q：生男生女法测量基础体温、知道排卵日是第一要件。以前测量基础体温时，图表上一片混乱，因此中途放弃。那么有没有测量基础体温的秘诀呢？

A：基础体温具有低温期、高温期双相，两者之间最低温的日子就是排卵日，最高与最低的温差只有0.55℃左右，较低时为36.4℃，较高时为36.9℃。因此，如果不仔细地测量体温，就无法正确得知基础体温。测量时要仰卧，将女性体温计放在舌下含5分钟以上。如果使用电子体温计，只要量1分钟即可。在量好之前，要闭上眼睛，身体不要动，不可打呵欠、伸懒腰或翻身，也不能含着体温计和他人说话或逗弄孩子。

基础体温的测定要每天进行，否则没有意义。另外，为了某些事情而睡眠不足或忘记测量，偶尔1～2次出现这种情形也是无可奈何的。早上清醒时，大约10分钟的时间内不做任何事，静静地将体温计放在舌下，养成这种习惯。测量基础体温，不仅对于生男生女，而且对于妇科疾病的发现也有所帮助，希望有更多的女性能够实行。

此外，基础体温的图表，自己制作并不详细，一定要使用专用的体温表。在表上不只记载体温，连月经、分泌物的状态，以及腹痛、感冒等当天的身体状态都要一一填入。

Q：基础体温一定要在每天决定好的时间进行吗？我因为工作时间不规律，有时深夜或清晨才回家，因此清醒的时间也不一定，为此而感到困扰。

A：要正确测量基础体温，最理想的方法就是要有足够的睡眠，在一定的时间内清醒，测量体温，追求规律的生活。不过，事实上也许办不到，有的人是夜猫子，或是因为要照顾婴幼儿，必须半夜起床，或是因为工作上的关系，就寝、起床的时间不一定。这时，要以"充分睡眠之后再量体温"为最优先考虑。为了正确地测量体温，与其注意"每天早上在决定好的时间测量"，还不如"得到充分的睡眠以后再测量"。

有的人决定在早上7点量体温，即使凌晨2～3点甚至以后才睡，早上7点也会强迫自己起来测量基础体温，然后再睡回笼觉，其实这样做并没有意义。

总之，不要过于在意一定的时间，取得足够的睡眠，清醒之后再立刻测量即可。但仍然要遵守前述的注意事项。

Q：持续3个月测量基础体温，却未明显地出现双相，该怎么办才好呢？我原本就是月经失调的体质。

A：月经失调的人，3～4个月的基础体温测定，大都不会明显地出现高温期与低温期双相。当然，也不易掌握排卵日。这时，可以携带基础体温表到医院妇科就诊。此外，很有耐心地继续测量就能出现明显的形态。

在这段时间不要焦躁或神经质，不可以使心里的平静被破坏。此外，有担心的事情、烦恼或得不到丈夫和家人的协助会影响情绪，这些都会影响基础体温，一定要保持轻松的心情，调整环境，与家人好好地商量。

Q：因为严重的月经失调而烦恼，除了测量基础体温以外，有没有其他掌握排卵日的方法呢？

A：月经失调的情形如果很严重，首先要接受治疗，使其恢复正常。等月经正常以后，再开始采用生男生女法。如果身体不健康，那么怀孕、生产会很辛苦，恐怕也无法生下健康的宝宝。

此外，还有很多知道排卵日的方法。自己可以进行的方法就是测量分泌物的伸展度。分泌物指的是子宫颈管分泌的黏液等，在2次月经之间，你是否发现有时候分泌物比平常更多呢？这就是接近排卵期，容易受孕的环境已经创建好了，颈管黏液的量慢慢增加所造成的。这个量就可以当成一个判断排卵日的标准。

感觉量增多时，可以坐下来，张开脚，下腹用力，好像推出子宫的姿势一般，将右手中指和食指插入阴道内，拉出黏液来观察，张开手指，如果透明的黏液拉长像线一般，长度为10～15cm的话，则表示接近排卵日或排卵日。

另一个方法就是中间痛。在2次月经之间下腹会出现疼痛，这就是排卵的征兆。中间痛具有个体差异，有的人并没有察觉，但只要稍微注意一下，应该会察觉到。

除此之外，也可以借用试纸来调查颈管黏液的酸碱度，或是测定尿的激素，还有利用超声检查等方法。

Q：我的分泌物比一般人多，该如何分辨颈管黏液与分泌物呢？是否有清楚区分的方法呢？

A：颈管黏液犹如鼻涕一般，是黏黏的液体，大都会掺杂白浊的黏液，这白浊的黏液就是分泌物。因为罹患念珠菌病等原因而平常分泌物较多的人，颈管的前端好像被分泌物加上盖子一般，因此无法充分取得黏液而忽略了排卵日。事实上，就算分泌出大量颈管黏液，但因为受到分泌物的阻碍而无法采到，导致判断失误。

这时，可以将卫生棉塞入阴道中，好像擦拭阴道内部似的，去除多余的分泌物，再放入手指去采取黏液。但用卫生棉擦拭时，只能进行一次。尤其是年轻女性，子宫阴道内多半有糜烂的现象，用卫生棉擦拭可能会引起出血。

微信扫码

· 备孕攻略
· 营养推荐
· 孕期瑜伽
· 孕期百科

找寻指导
医生

Q：在自己家中进行生男生女法时，也需要指导医生吗？要我去医院，我会有些排斥。

A：为了得到准确的效果，当然有必要找一位指导医生。指导的重点就是判定排卵日。如果借着基础体温表就能测定排卵日那还不要紧，但有的人很难测定自己的排卵日。尤其希望生女孩时，必须推算排卵日2天前的日期，即使是专家，也很难进行判断。希望生男孩时，为了提高成功率，会服用林卡尔，这必须通过指导医生才能得到。

如果附近有指导医生，必须前去拜访，接受正确的指导。

Q：想要采用生男生女法时，要去哪种医院呢？请告知选择热心医生的方法。

A：我组织了共同研究生男生女法的研究会，称为SS研究会，是遍及日本的组织。聚集了很多对生男生女法非常热心的医生，每年进行数次座谈会，交换信息，钻研能提高成功率的方法。只要去拜访SS研究会的会员，就能得到适当的指导。

Q：想实行生男生女法，但附近没有指导医生，可以通过写信或打电话的方式咨询吗？请告知具体的做法。

A：首先，请好好地阅读我所写的有关生男生女法的图书，借此能了解生男生女的基本事项、具体方法、心态等。

采用生男生女法时，最重要的就是要测量基础体温，知道排卵日。因此，必须准备能测量基础体温的女性专用体温表。可以到附近的药店或妇产科医院购买。SS研究会准备好了简明易懂的基础体温表。如有需要，可以寄回邮信封前来索取。

如果仍有一些不明白的事项或问题，当然也可以来函询问。在便条纸上简单但具体地写下你要询问的内容。在我结束诊疗工作后会逐一地回信，虽然可能要等较长的一段时间，但我一定会回信的。

为了得到准确的效果，当然有必要找一位指导医生。

指导的重点就是判定排卵日。

当生男生女法失败时

Q：连续生3个女儿，丈夫和我都希望生个男孩，不过听说现在生男生女法还不能达到100%的准确率，第四个孩子也有生下女孩的可能。其他人采用生男生女法失败时，会怎么做呢？

A：目前，超声检查在怀孕阶段就可以判定胎儿的性别。在我的医院，怀孕14周时就可以判断，想要知道的话，我就会告知。但有的医生认为，如果知道是自己不想要的性别的孩子，可能会做堕胎手术。基于这个理由，大概在胎儿8个月大以后才会告知。

不过，根据我的经验，我敢断言没有这种患者。即使是得到自己不想要的性别的胎儿，通过超声看到自己肚子里面的胎儿在活动四肢，心跳有力，任何一位母亲都不会放弃他的。事实上，所有的母亲都苦笑地说："既然是上天的赐予，就生下他吧！"

接受我的生男生女法的指导时，我一定会说明虽然生男生女法无法达到100%的成功率，100人之中可能有10人或20人不成功，这时就只好把它想成是"天意"。我会指导各位，不论是何种性别的孩子，一定要负责任，坚持生下他、养育他。

换句话说，如果没有这种觉悟，就不

要采用生男生女法。因为即使自然受孕，得到希望性别的孩子的概率也能达到50%。此外，采用各种能提高成功率的方法，而仍然生下与自己所希望的性别不同的孩子时，只能顺其自然。

我并不是找借口。事实上，我们也日夜努力，希望能提高成功率。然而，科学绝对不是万能的。

来找我指导生男生女法之前，就必须有这种心理准备。

虽然生男生女法无法达到100%的成功率，

但不论是何种性别的孩子，一定要负责任，

坚持生下他、养育他。

人工
授精

Q：听说利用人工授精的方法较容易生男孩，这是真的吗？

A：希望采用生男生女法的人之中，很多人认为只要进行人工授精，就能提高生男孩的概率。但很遗憾的是，即使进行人工授精，生男孩的成功率仍是不变的。不过，利用帕克尔法的比重坡度法，进入实用化的阶段以后，再利用人工授精的方法可以生女孩。

为何人工授精容易生男孩的说法到处流传呢？在美国，有人利用人工授精生下的孩子中，调查他们的性别时，发现男性的比例较高。

关于这一点，在日本也做过调查，知道理由何在吗？

人工授精原本是因为男性的原因而无法怀孕的人所进行的方法。为了能够怀孕，而选择排卵日进行人工授精，因此多半会生下男孩。

在排卵日的当天性交容易生下男孩，这符合生男生女的理论。但未明具体原因的人，容易得出人工授精本身会提高生男孩概率的结论。

Q：利用帕克尔法分离精子时，不仅是分离出生女孩的X精子，也能分离出Y精子。那么，为何只有生女孩时使用帕克尔法呢？

A：生女孩的X精子在试管底部的积存量为精液的1/7，相当于0.5mL。这里面混入10％的Y精子，而90％是X精子。因此，用细针般的滴管较易取到。

可是，生男孩的Y精子集中在上部，采取时，其中的20％混入X精子，Y精子为80％。如果要以更高的概率取出Y精子，则在采取之后，要再一次将X精子与Y精子进行分离。

这个技术相当困难，因此先确定了采取X精子生女孩的方法。

Q：人工授精是依何种顺序进行的呢？是否会花很多时间或进行困难呢？

A：对学者而言，应该不会造成很大的负担。首先，妻子要调理自己的身体，正确地测量基础体温，确定排卵日。在排卵日当天，保持身体清洁，采取丈夫的精液，或与丈夫一起前往医院。

同接受怀孕的定期检查一样，要躺在内诊台上，由医生使用内诊用的器具扩张阴道，再利用人工授精针吸取精液，从子宫颈管慢慢地注入子宫内。而谢特尔兹博士采取的则是将人工授精针插入颈管中，吸出颈管黏液与精液混合的方法。

时间为2~3分钟，不会感觉痛苦。很多人惊讶地说："咦，结束了吗？"

结束之后，妻子直接将膝盖合拢，躺在内诊台上，内诊台调高到骨盆位置，躺着不动，保持这个姿势数十分钟。人工授精时最重要的是，注入的精液不可流出。要利用精液濡湿子宫颈管的前端部（子宫阴道部）。

结束人工授精之后，即使得到医生的允许回家，也不可做剧烈的运动。不过，做一些平常的家务是无妨的。

Q：请问医生，人工授精以何种方法采取丈夫的精液呢？

A：精液的采取，可利用自慰的方式使丈夫射精。此外，为了避免杂菌进入，一定要洗净双手，在清洁的状态下进行自慰。

过于紧张会引起不易射精或射精量比较少，因此，妻子也可以帮忙。这时，妻子的手也要洗净。

基本上，人工授精要在采取精液以后2小时之内进行。如果医院和自己家的距离为1小时的路程，则可以在自己家中采取精液。从医院拿回采取瓶后将精液放入其中，夹在妻子的胸罩内带到医院，这是为了使得精液保持与在男性体内相同的温度。

如果自己家离医院较远的话，最好在医院采取。

人工授精所使用的精液，与其靠丈夫自慰采取，还不如妻子帮助丈夫，使丈夫兴奋，在达到高潮时射出大量精液，如此可采到质与量均佳的精液。

夫妻互助合作，采取数量多且充满元气的精液吧！

Q：我生了两个男孩，知道帕克尔法能生女孩，想要挑战一下。只要是SS研究会的医生，在任何地方都可以接受他们的指导吗？

A：现在利用帕克尔法指导生男生女法的医生，在SS研究会会员之中大约占一成。要采用这种方法，需要拥有离心分离器等各种设备，费用庞大。同时，也需要经验丰富的临床检查师与护士。

在我的医院，有帕克尔法相关经验丰富的2名临床检查师与3名护士。不过，即使使用帕克尔法，生下女孩的概率也只有85%左右。

Q：我结婚第三年了，还没有孩子，是否罹患不孕症？如果真的无计可施，则考虑人工授精，这是一种简单的方法吗？

A：国际妇产科联合及国际不孕协会对不孕症的定义是：过正常的夫妻生活，没有采取任何避孕措施，经过1年都没有怀孕，称为不孕症。

依此定义做统计，发现目前每10对夫妻中就有1对为不孕夫妻。

不孕症的原因有很多。

要想怀孕，精子和卵子本身必须具有健全的形态，两者结合以后成为受精卵。受精卵在母体的子宫内膜着床，借着激素的作用顺畅地发育，才能使怀孕成立。

因此，不孕的主要原因是精子、卵子方面的因素，或是两者相遇的交通管道（输卵管、子宫的形状）及激素分泌状态这四项因素。更具体地说，就是排卵异常和输卵管、子宫内膜异常等女性的原因，或是无精子症、精子减少症、精子通道的问题等男性的原因。其比例大致为1：1，也就是男女双方存在不孕原因的比例为1：1。

女性方面不孕的原因大都是输卵管有问题。输卵管阻塞，卵子和精子无法通过，或输卵管好像水泡一般，无法发挥输卵管的功能。这种症状，可以利用"输卵管通气检查"或"子宫输卵管造影"等检查方法来调查。

其次是排卵障碍。

排卵与雌激素、甲状腺激素和副肾皮质激素有密切的关联。排卵障碍就是这些激素分泌异常而造成有时排卵、有时不排卵，有时虽有月经却出现无排卵的现象。此外，卵巢异常时也无法顺畅地排卵。过度激烈地减肥或精神打击也是造成排卵障碍的因素。

此外，子宫肌瘤、子宫内膜炎等子宫疾病也是女性不孕的原因。

而男性不育90%都是制造精子的功能出了问题，专门术语就是"造精功能障碍"。采取睾丸细胞，用显微镜观察，或进行染色体检查与各种激素的检查，可以做出"无精子症"或"精子减少症"等的诊断。不过，遗憾的是，现代医学对于造精功能障碍多半原因不明。

总之，不孕时，夫妻要一起接受医生诊查，这是先决条件。如果能通过治疗而自然怀孕，那是最庆幸的事情了。

精子减少症或无精子症等男性方面的原因，可以采用人工授精的方法。有时，甚至必须采用非配偶间人工授精（AID）的方法才能成功。但某种内服药或是人绒毛膜促性腺激素（HCG）、维生素 B_{12} 或维生素 E 的使用，或是内服中药等，即使造精功能障碍，有时也能成功怀孕。这种临床报告案例屡见不鲜。

近年来，即使利用输卵管成形术也无法治疗的高度输卵管阻塞症等，则由妻子的卵巢中取出卵子加以培养，再混合丈夫的精子而进行人工授精。

不孕的主要原因是精子、卵子方面的因素，

或是两者相遇的交通管道（输卵管、子宫的形状）

及激素分泌状态这四项因素。

微信扫码

·备孕攻略
·营养推荐
·孕期瑜伽
·孕期百科

第
六
章

得到期盼的子女的
经验分享

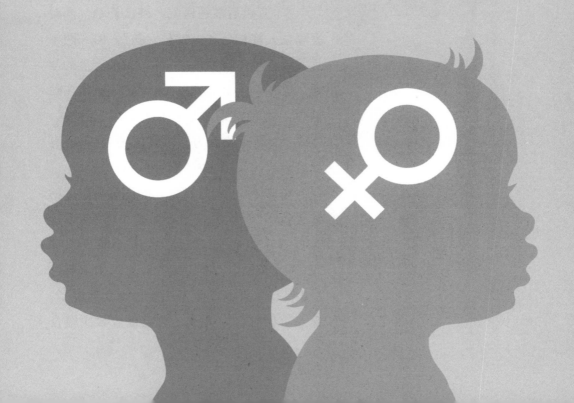

使用粉红胶
生下女孩

如愿生下女孩，我激动无比

"想要3个孩子。"

这是我们夫妻的心愿。连续生了两个男孩，希望第三胎能生个女孩。

也买了很多有关生男生女法的书籍回家阅读，觉得有尝试的必要，于是和丈夫商量，决定实行。请人送来粉红胶，依照指示，在排卵日的2天前进行性交。但性交次日测量基础体温却陡降，后来才知道是排卵日一天前的性交。

后来持续测量体温，体温一直上升，没有下降，知道当天一次的性交就怀孕了。

2个月以后前往医院，确认怀孕。当时夫妻二人都相信"一定是女孩"。但一两个月以后，与怀前2胎时一样，出现严重的孕吐，必须向公司请假，每天进行静脉注射治疗。这种情形和以前的情况完全相同，持续了2周。我认为"可能又是男孩"，有点遗憾。

到了怀孕7个月，公司的同事与附近的邻居说："看你的肚子好像是个男孩。"这话听了让人心痛不已。每一天都只想着"是男？是女？"但又责怪自己，如果要这么想的话，还是不要采用生男生女法好了。看来，我只会生男孩。自己也曾数次暗自哭泣。

每次提起笔来，却写不下去。但我又想"肚子里的孩子是无辜的，我一定要好好地疼爱他"，我如此地告诉自己，就这样迎接生产日的到来。

因为是生第三胎，心情上比较放松。

生产后，听到医生对我说"是女孩哦"，我当时真的是感动得热泪盈眶，到生产为止的痛苦和复杂的心情，没有经历过的人是绝对难以理解的。在这一次生产时，我才发现自己的脆弱，同时，也发现自己有很大的改变。我相信今后能以更宽大的心胸去爱孩子们。真的是非常感谢！

（群马县　高野保代　29岁）

使用粉红胶并让丈夫浅插入，成功生下了女孩

婚后希望生两个孩子，而且是先生男孩，再生女孩，由哥哥照顾妹妹。但这只是我的愿望而已，当时并不知道生男生女法的存在。生第一胎时，顺其自然，结果如愿生了男孩。我希望下一胎能生女孩。

看了杂志介绍的生男生女法之后，立刻去购买杉山医生的书回家详细地阅读。选择性交日，在体位上下功夫，以自然的方式来实施生男生女法，向生男生女法挑战。

测量基础体温，花半年的时间掌握自己的生理状况。

我是从测量基础体温开始做起的。因为还不习惯这么做，所以花了半年的时间来掌握自己的生理状态。虽然推导出了自己的排卵日，但仍感觉不安，认为需要找一位指导医生。所幸，我家附近有指导生男生女法的医生，因此问题很快就解决了。在生理期结束时，每个月都把基础体温表交给医生，检查排卵日。

推测排卵日，也可以检查分泌物的黏度。不过，我在排卵日的2天前，非但分泌物没有增加，反而减少了。所以最后只好委托医生为我确定

排卵日。

看门诊时，曾经利用X线做过输卵管的检查。那是因为生下长子2～3周后发高烧，听亲戚说，可能是输卵管有问题，我深感不安。遵守确定的排卵日进行性交，却没有怀孕，我想可能是因为前述的缘故吧！可是检查后得知"无异常"，因此我也安心了。厘清各种问题，以万全的姿态向生男生女法挑战，一年之后，终于怀孕。去年5月，顺利生下了女孩。

我是使用粉红胶的方法，阅读过数本杉山医生的书，忠实地实行基本项目，唯一不同的就是在排卵日进行性交。指导我的这家医院，认为想要生女孩，也可以采用这种方法。虽然我担心如果不在排卵日的2天前进行性交，可能成功率会降低，不过，我还是相信杉山医生的方法。在排卵日进行性交受孕，当天前往医院，用超声断层扫描加以确认，而且第二天体温也上升了，因此确定自己怀孕了。

此外，就是在性交时的体位上下功夫。

据说如果想要生女孩，则前戏要适可而止，浅插入，轻轻地进行性交。依书上的说明，最好是采用伸长位。不过，这个体位动作比较僵硬，没什么感觉。虽然我知道尽量不要产生快感，但完全没有感觉也会让人觉得乏味。因为我没有产生兴奋感，因此丈夫也迟迟没有射精。插入之后，经过半个小时，二人都没有更进一步的发展。

因此，我认为一开始要给予轻度的刺激，花点功夫产生一些感觉。后来丈夫勃起，用伸长位迎接丈夫的性器进入以后，顺利地怀孕了。

我觉得性交绝不能在枯燥无味的状态下进行。人类的性真是不可思议啊！

总之，我认为对于生男生女的问题，一定要多加学习、多加思考。我能幸运地生下一儿一女，真的要感谢杉山医生。

（爱知县　江岛由利　28岁）

第五胎终于生下女孩，周围的人都替我感到高兴

我在去年写信给杉山医生，告知我想要生女孩的愿望，借由函授，接受医生的指导，终于在今年的9月25日生下了健康的女孩，全家人都感到无比欣慰。

我们家原本生了4个男孩，第五胎终于生了一个女孩，周围的人都替我感到高兴。

我利用基础体温表和颈管黏液pH值试纸找出排卵日，使用粉红胶，不过听说概率只有80%，因此心中仍感到不安。家中已经有了4个男孩，早上吵闹不休，几乎不能顺利地测量基础体温。不过得到丈夫的帮忙，还是努力地测量基础体温。

最后还是怀孕了。到了第6个月时，接受超声检查，医生们都不表示意见。根据往常的经验，肚子里的孩子活泼好动，我想可能又是男孩了，心情十分沮丧。

为了生女孩，我向生男生女法挑战。不过，周围的人都认为我这一辈子恐怕是生男孩的命。他们越是这么想，我就越下定决心，一定要生出个女孩来。

结果在8个月以后，因为胎位不正再度接受超声检查，医生明确地告知是个女孩。当时真是喜极而泣。虽然养育5个孩子是很辛苦的事，不过，生了一个女孩，让我感到无比欣慰，我一定要努力地尽为人母的责任。

当时，如果没有看到杉山医生的书而鼓起勇气来尝试，恐怕就得不到这个孩子了……真是谢谢医生。

（香川县　吉田阳子　35岁）

持续服用
林卡尔，
掌握准确的
排卵日

度过高龄、剖宫产的双重危机，生下了长子，很欣慰

我是一名职业女性，36岁才结婚，因此想要生两个孩子。1991年5月，利用剖宫产生下长女。当时，虽然高龄生产得到一个女孩，但我的母亲似乎有些遗憾。

母亲感到失望也是无可厚非的。因为母亲是三姐妹中的长女，父亲则是他们家的养子，生下我和妹妹两个女孩，周围的人都说这是女系家族。

现在长女已经3岁了，我和丈夫讨论到今后的家庭计划。

老实说，我对于生产还是很害怕的。因为剖宫产要切开子宫再缝合。如果多次怀孕，子宫会膨胀、收缩，使缝合部分的肌肉变薄，无法承受怀孕。而且剖宫产后很痛苦——即使注射镇静剂，一整晚无法成眠的痛苦也会持续多日。

但丈夫希望再生一个孩子，而且第二胎最好能生个男孩。母亲也希望得到一名男孙，因此决定采用生男生女法。

我购买数本杉山医生的著作回家阅读，同时收集资料，准备好基础体温表、林卡尔，制订生男生女法的计划。从1991年11

月开始服用林卡尔，从第二年3月的排卵日开始夫妻一起向生男孩挑战。

上厕所时发现透明的分泌物，感觉"就是今天了"！

我的生理周期为28～29天，十分稳定，以前就一直测量基础体温，因此要掌握排卵日比较容易。但生下长女以后，高温期不再明显上升，有时觉得今天可能是排卵日，结果2～3天以后，体温又下降了。我觉得这可能与年龄大有关系。

可能是压力太大的缘故，进行了数次都没有怀孕。我曾多次想要放弃，但还是保持期待之心，每天持续服用林卡尔。

10个月以后，丈夫也表示"也许无法再怀孕了，只有一个孩子也是无可奈何的事"。但就在这时生理期中止了。在此之前的上一个月，1993年1月，体温陡然下降的日子，上完厕所之后，发现了透明的分泌物，我直觉告诉我今天"这就是排卵日"。当天晚上，我告诉丈夫："今天应该可以了。"丈夫也比平常更努力地深插入我的体内。

这一次没有孕吐，非常顺利。我没有去想肚子里面的孩子是男是女。婆婆也不断地安慰我说："如果只生两个孩子，就算生个女孩也不错。"

这一次的生产仍然是采用剖宫产的方式。可是进行数次腰椎麻醉都无法奏效，只好变更为全身麻醉。这么一来，我就不知道生下孩子的性别了，自己都感到很担心。

等到清醒时回到病房，母亲说："是个男孩！"我真是不敢相信，而丈夫也一脸欢喜地叫道："真是太棒了。"原来丈夫是因为我上次对他说"今天应该可以了"这句话奏效而感到兴奋不已。

对于只生两个孩子的我而言，一男一女是最理想的。这一切都拜杉山医生所赐，衷心感谢您帮助我实行生男生女法。现在我每天都很快乐地享受育儿之乐。

（香川县　柿沼绿　41岁）

经由函授，第三胎生下健康的男孩

我从前年就开始服用从杉山医院邮寄过来的天然钙（林卡尔）。到了去年2月，平安地生下了健康男孩，在此深表感谢。

因为丈夫工作的关系，搬家已经4年了，陆续生下了长女、次女，这一次希望生个男孩。可是附近没有妇产科医院，该如何做才好呢？

后来，看到医生所写的生男生女的书，给了我无限的希望，也知道院方为无法前往医院的人设立了函授教育系统，因此我赶紧申请。

我也从医院那儿拿到了电子式的女性体温计和专用的基础体温表，填好自己的体温表再寄到医院，请医生指导推算出排卵日。我的生理期原本就很顺利，因此，基础体温的曲线比较准确，也容易掌握。

每次服用林卡尔之后，就在日历上做记号，从不间断。我自己也很努力，但最大的鼓励则是医院寄来林卡尔时附带的小卡片。希望我能生下男孩的信息给了我很大的勇气。对于周边没有可以商量对象的我而言，这是一个很大的鼓励。

儿子即将迎来1岁的生日了，丈夫对于这次的成功感到很高兴，甚至希望再生一个男孩。身边围绕二子二女，也挺不错。

（冲绳县　松田步　30岁）

持续测量基础体温，掌握排卵日，产下男婴

去年11月，我顺利地生下健康的男孩。非常感谢杉山医生。

我有两个女儿，一个7岁，一个4岁，公公希望第三胎能生个男孩。

虽然心中有所反抗，但身为长媳的我，还是应该要为夫家生个男孩，尤其在看完杉山医生的书后，我觉得希望来了。

我最大的困扰就是生理周期不规律。在结婚之前，生理周期就不规律，

生下次女之后，情况更为严重，月经期为3～6天，周期为20～45天，非常不规律。这一年来，在杉山医生的建议下，持续测量基础体温，但并未出现高温期与低温期的明确曲线图。低温期持续60天，根本没有出现高温期，然后就迎接生理期了。看起来好像有排卵，但何时开始的，都不知道。

持续半年服用林卡尔，知道只要能掌握排卵日，就能立刻付诸行动。医院送来测量颈管黏液pH值的试纸，我也加以尝试，这是判断阴道内酸性的试纸，借此能掌握排卵日。不过，我的基础体温不规律，试纸颜色的变化也不清楚。

如此一来，就只能依赖自觉症状了。一边测量基础体温，一边将症状等详细地填在基础体温表上。结果如何呢？后来发现在生理期开始的第三周，分泌物增加，下腹发胀。经过4个月可以确认几乎都是在同样的时期出现同样的症状。

我想这一定错不了，根据自己的推测，在接近排卵日时，前往附近的医院接受超声检查，正确测定排卵日。现在，又要用超声观察卵巢，由卵泡的大小就可以推断是排卵的2天前还是排卵日当天。

丈夫说："只要生下健康的宝宝就行，不必在乎男孩或女孩。"

结果发现我的排卵日比他人慢了1周。从生理期开始的那一天推算，第21天才是排卵日。知道这一点之后，观察基础体温表，发现在这时候的曲线的确下降，第二天曲线上升，但这是后来才知道的事情。从原本弯弯曲曲的图表曲线上很难发现这一点。

不过，在孩子生下之前，我始终没有安心过。

幸好丈夫安慰我："我们都已经尽力了，只要生下健康的宝宝，男孩、女孩一样好。"

这一番话给了我勇气，让我能安心地生产。

结果，拜林卡尔所赐，生下了健康的男婴，所有亲人都为我感到高兴。

（大阪府　小山千里　27岁）

放松身心，才能成功实施生男生女法

因为压力而没有排卵，本想放弃，结果得到希望的女孩

我在去年接受杉山妇产科医院的生男生女法的指导，5月20日如愿以偿地生下了女孩。

看门诊的时候，因为周围众人的期待甚大，致使我心里有很大的压力。虽有生理期，却没有排卵，就在我想要放弃的时候，没想到竟然怀孕了。

"绝对不能焦躁，要以放松的心情来实施生男生女法。"

指导医生亲切体贴的建议，使我的精神压力得到缓解。同时，激素剂等适当的处置也奏效了。怀孕第14周，我接受超声检查，的确是个女孩。

院长先生还恭喜我，我真的是很感动。在回家的路上，我喜极而泣。

在医生的指导下，我重新学习到女性身体的规律和生理的微妙变化，这真是宝贵的经验！

（琦玉县　新堀幸子　30岁）

顺其自然，与丈夫一起实施生男生女法

结婚第7年，好不容易生下一个男孩继承家业，感觉如释重负。周围的人也都为我高兴。在这个时代，也许有继承家业的观念是错误的想法，而我在婚前也认为这是落伍的想法。不过在农村，这种传统的观念仍然根深蒂固。尤其我所居住的这一带，都是代代相传的古老家族，因此这种家族意识非常强烈。附近的媳妇都极力地想要生下男孩以继承家业。

婆婆希望早日得到孙子，因此我也努力地生产。生下长女时，婆婆安慰我，要我再接再厉。但当第二胎又是女儿时，婆婆就显得有点失望了。

虽然我内心在反抗，不过仍然无法释怀。

后来，附近的朋友介绍我请教杉山医生，于是我赶紧写信求教。杉山医生为我介绍附近的生男生女法指导医生，我深感幸运。

神经质容易导致失败，第8次终于怀上了。

丈夫愿意和我配合，一起实行生男生女法。

生孩子的事情，即使再努力，自己一个人也难以办到。实施生男生女法，不仅要选择性交日，还要在体位上下功夫，一定要夫妻共同努力才容易达成目的。

然而，尝试两三次之后，都没有怀孕，可能是因为我过于紧张所致吧！

指导医生说："条件都已经齐备了，你要轻松地面对。可以换环境，或是过一阵子再实行，这样能提高受孕率。"结果，遵照医生的指导，休息3个月。在这段时间，没有考虑生男生女的问题，一切都顺其自然。不过，依然持续服用林卡尔。

经过7次的失败，第8次终于怀上了。

但接下来又开始担心会不会又生个女孩，为此而彻夜难眠。到了第8个月，接受超声检查，医生说是男孩。

平安地生下男孩，实在是满怀感恩与感动。其实男孩、女孩一样好，

都是父母的骨肉。为了能使更多同病相怜的人得到帮助，希望杉山医生能开展更多的活动。

（和歌山县　高仓史绘　30岁）

杉山医生体贴的话语，一扫我对人工授精的担忧与迷惘

丈夫家有3个兄弟，我家也有4个兄弟，我是长女。之前已生下3个男孩。

虽然生下第三个孩子时，内心无比遗憾，但仍然要尽父母之责。

丈夫和我都希望能有个女儿。

我的3个孩子全都入幼稚园就读，同学的母亲告诉我有生男生女法。

不过，如果想要生第四胎，恐怕自己都已年过40了。

为了要女儿，我开始考虑实行"帕克尔法"。

谢谢丈夫不拒绝人工授精。

如果能成功地生下女孩的话……心中感到非常迷惘，想象着在3个男孩的围绕下，自己手中抱着可爱女孩的姿态。尽管想要抹杀这个影像，但它却更深刻地烙在我的脑海中。

因为担心失败，丈夫表示就实施成功率较高的"帕克尔法"。

于是，二人前往杉山医院拜访杉山医生。当时医生的一番话让我印象深刻。

"你一直想要生下女儿的想法，我并不赞同。生男生女法必须考虑人类尊严的问题。"杉山医生这么说。

也就是尽管使用现代医疗科学尖端的技术，生男生女法也无法有100%的效果。就算生下的孩子不是你所想要的性别的孩子，你也一定要秉持情爱与责任好好地教养他；一定要确认夫妻的想法，双方齐心协力才行。对于医生的真挚与诚实，我深受感动，也打消了我心中对于人工授精

的不安与担忧。我认为"一切照医生的指示去做就行了"。

经过4~5个月以后才开始实行帕克尔法。先测量基础体温，确认排卵日后才进行人工授精。

我的生理期顺调，容易推算出排卵日，在第5个月的预定日，确认体温下降时，赶往杉山医院，丈夫则在家待命。接受超声检查，确定接近排卵日，立刻打电话并赶回家，请丈夫将精液放入医院给的采取瓶中，然后放入我的胸罩内，用体温温热丈夫的精液赶到医院。

通过特殊装置的显微镜观察精液，我也看到精子在泳动。

"啊，是活的呀！"当时的感动，至今我都记忆犹新。

在诊察台上，好像接受产科内诊似地躺在那儿。事前经由医生详细地说明，所以不会感觉不安。利用窥阴器打开阴道，感觉到人工授精针插入时不禁身体紧缩。虽然告诉自己要放轻松，但身体却仍然十分僵硬。

"现在注入生下女孩的精子哦，这一次一定能生个女孩。"

杉山医生镇定地说着。

我突然感觉很放松，整个注入过程只花了2~3分钟。

第一次充满自信，不过却没有怀孕，直到第二次才受孕。

过了一年，怀中抱着幺女，我觉得自己真是幸运之至。

（东京都　穗积百合　41岁）

微信扫码

·备孕攻略
·营养推荐
·孕期瑜伽
·孕期百科